心系病证治妙方

XINXIBING ZHENGZHI MIAOFANG

程爵棠　程功文　编　著

河南科学技术出版社
·郑州·

内容提要

本书是作者60年临床实践和四代家传、师授经验的总结，共收集整理了500余首疗效确切的心系病证治妙方。每方包括组成、制法、用法、功能、主治、加减和附记，按不同疾病分类编排。本书资料翔实，内容实用，可供内科医生和基层全科医师阅读参考。

图书在版编目（CIP）数据

心系病证治妙方/程爵棠，程功文编著. —郑州：河南科学技术出版社，2020.8

ISBN 978-7-5349-9953-6

Ⅰ.①心… Ⅱ.①程…②程… Ⅲ.①心病（中医）—验方—汇编 Ⅳ.①R289.51

中国版本图书馆 CIP 数据核字（2020）第 110752 号

出版发行 河南科学技术出版社
　　　　　北京名医世纪文化传媒有限公司
　　　　　地址：北京市丰台区万丰路316号万开基地B座1-115　邮编：100161
　　　　　电话：010-63863186　010-63863168
策划编辑 杨磊石
文字编辑 张　远
责任审读 周晓洲
责任校对 龚利霞
封面设计 吴朝洪
版式设计 崔刚工作室
责任印制 陈震财
印　　刷 河南省环发印务有限公司
经　　销 全国新华书店、医学书店、网店
开　　本 850 mm×1168 mm　1/32　**印张**：7.5　**字数**：181千字
版　　次 2020年8月第1版　2020年8月第1次印刷
定　　价 28.00元

前　言

《千金》论云:"夫寻方学之要,以救速为贵,是以养生之家,须预合成熟药,以备仓卒之急。"论中所说熟药,即丸散膏丹,说明其是医家病家必备之方药,可备仓卒之用。预辑妙方,救急拯危,甚为稳妥。医家按证施治,选方用药,随手可得;病家检方疗疾,用之中的可早日康复,且俱可按图索骥,以备缓急。此乃一举两得之功。因此,总结和推广丸散膏丹治疗疾病的经验妙方,惠及千家,具有重要意义!

中医学医方浩如烟海,但多散见于医籍和期刊之中,医家用时仓促难寻,深感不便,病家更是一头雾水,无所适从。寻选方药更犹如大海淘金,寻方不易,寻效更难,"夫千金之珠,必在九重之渊"(《庄子·列御寇》)。《秘方求真》亦云:"效方固然甚多,但疗效平平者亦复不少。"正如古人所言:"千方易得,一效难求。"全国著名中医专家刘渡舟教授亦说:治病之法甚多,而良法妙法难求。张长沙云:博采众方,良有以也。名医救人,一方一法重于千金,非同小可,蕴藏着诸多医家心血结晶与千锤百炼功夫。所以名医名方尤为方中珍宝。慧眼认方,重在验证;博采众方,贵在筛选。即选方尤以实用高效为辑入第一要务。为此,笔者根据近60年临床实践,广泛收集古今文献资料,并总结四代家传、师授经验,本着"删繁存要,择效而辑"原则,几经易稿,始编著成《心系病证治妙方》一书。

随着现代科学技术的发展,中医学事业也突飞猛进、飞速发展。本书选方标准如下:一是以现代临床效验方为主,兼收历代名方;二是取材方便,实用高效;三是在工艺上除了传统的丸、散、膏、丹外,还收入了胶囊、糖浆、片剂等现代工艺制剂,实际上这些成药也是丸散膏丹传统制药的传承发展与创新。如此选方，力求给现代中医临床工作者、中医爱好者、患者及家属，提供治病的新经验、新成果、新验方。每方均按"组成、制法、用法、功能、主治、加减、附记"等依次排列，条分缕析，井然有序。附记中包括方剂来源、禁忌、忌口及注意事项等。所选录之方，都是医家医门绝技方中珍宝。一病有一病之妙方，一方有一方之妙用，且屡试屡验，疗效显著。

必须说明的是：其一，书中收载之方，有的是从笔者医学笔记或《集验中成药》《集验百病良方》《名医治验良方》等内部资料中转录。因据验证疗效确切而随时录之，故仅列资料来源或方剂作者，未能详列，敬请见谅！其二，原方无方名者，今方名均为笔者拟加。其三，书中所列之方，既有口服，又有外用，均在每方用法中一一做了说明，务必按要求使用。日服，均为每日早、晚各服1次。其四，忌服、慎用及注意事项等均在附记中做了说明。其五，书中大量的方药制备方法是以简单方便、就地取材为主，目的在于给一些缺医少药的偏远地区的乡村医生或卫生所提供简便验廉的制药方法，而非为药厂提供生产成药的制作工艺。

本书的编写力求由博而精，注重实效，以实用为首务，虽然竭力而为，倾囊而曝，但囿于手中文献资料有限，定有遗漏。同时，承蒙程美红、张大英、张大亮、陈常珍、李勇等协助做了大量的资料收集整理工作，谨表谢意。

本书几经易稿，历经数年，虽力求无误，但由于笔者学识浅薄，经验不足，如有缺点和错误之处，恳请同仁高贤和广大读者不吝教言，批评赐正。

程爵棠
2019 年 10 月于中国瓷都景德镇

目　录

三、心 绞 痛

四、病毒性心肌炎

一、心律失常

1. 调 律 丸

【组成】红花 100 克,苦参 100 克,炙甘草 60 克。【制法】浸膏丸。上药加清水煎煮 3 次,味尽去渣,过滤,合并滤液,加热浓缩至稠膏状,加入适量淀粉(赋形剂),搅拌均匀,揉搓成团,分坨,搓细条,拈丸,每丸重 0.5 克。晒干,分装备用。【用法】每次 3 丸(约 1.5 克),每日 3 次,温开水送服。【功能】活血、养血、清心。【主治】由冠心病、风心病风湿活动期、心肌炎及后遗症所致的各种房性、室性、交界性期前收缩。【附记】引自胡熙明《中国中医秘方大全》洪秀芳方。屡用效佳。红花可入心经,通利经脉,为血中气药,能泻能补,全在剂量上的变化与掌握。用 9～12 克,则使血走散,为其行导而活血之力;用 1.5～2.5 克,则疏散肝气,乃其调畅气血之能;若只用 1 克,则解散心经邪火,令血脉调和,此其滋养而生血之功。

2. 稳心灵散

【组成】党参 30 克,黄精 30 克,缬草 15 克,琥珀粉 1 克,三七末 1 克。【制法】散剂。先将前 3 味药共研细末,与后 2 味药混匀同研为极细末,和匀过罗,贮瓶备用。【用法】每次 18 克,每日 3 次,温开水送服。【功能】益气养阴、活血化瘀、复脉宁神。【主治】各种心律失常。【附记】引自胡熙明《中国中医秘方大全》。屡用效佳。据临床观察,有效率达 90% 以上。方中缬草,异名甘松,有安神镇静、驱风解痉、生肌止血之功效。

3. 加味八味安神丸

【组成】熟地黄 15 克，山萸肉 15 克，茯神 15 克，九节菖蒲 12 克，琥珀 12 克，炒枣仁 30 克，白人参 12 克，炙甘草 9 克，龙骨 30 克，当归 12 克，枸杞子 15 克，肉苁蓉 12 克。【制法】蜜丸。上药共研为细粉，和匀过罗，炼蜜为丸，每丸重 9 克。分装备用。【用法】每次 1 丸，每日 2 次，温开水送服。【功能】益精补肾、益气生血、养心安神。【主治】心动过速。【附记】引自李文亮《千家妙方》郑侨方。屡用效佳。

4. 益 心 散

【组成】法半夏 6 克，茯苓 6 克，化橘红 4.5 克，炙甘草 1.5 克，炒枣仁 9 克，远志 3 克，石菖蒲 2.4 克，党参 4.5 克，枳实 2.4 克，松节 9 克。【制法】散剂。上药共研极细末，和匀过罗，贮瓶备用。【用法】每次 10～15 克，每日 3 次，温开水送服。【功能】补益心气、温脾化痰。【主治】心房纤颤（心气不足，兼有脾湿型）。【附记】引自《名医治验良方》蒲辅周方。屡用屡验。临证应用，可随症稍作加减，其效始著。

5. 调 律 膏

【组成】甘松 45 克，大青叶 45 克，党参 75 克，元参 75 克，桂枝 15 克，甘草 25 克，枳壳 50 克。【制法】膏滋。上药加清水煎煮 3 次，滤汁去渣，合并滤液，加热浓缩成清膏，再加入蜂蜜、饴糖各 150 克，收膏即成，收贮备用。【用法】每次 15～30 克，每日 3 次，温开水送服。服药期间一律停用其他抗心律失常的西药。【功能】益气养心、镇静消炎、理气宽胸。【主治】不明原因所致的各类心律失常。【附记】引自《名医治验良方》。屡用效佳。一般用药 7～30 天即可见效。

6. 五 参 散

【组成】黄芪 20 克,川黄连 15 克,苦参 15 克,玄参 15 克,丹参 30 克,党参 25 克,附片(制)10 克,沙参 10 克。【制法】散剂。上药共研极细末,和匀过罗,贮瓶备用。【用法】每次 10～15 克,每日 3 次,温开水送服。10 天为 1 个疗程。【功能】益气活血、养阴清热。【主治】心律失常。【附记】引自《集验中成药》。屡用效佳。一般用药 1～3 个疗程即可获愈或见效。

7. 延年益寿膏

【组成】赤、白何首乌(黑豆拌蒸晒)各 500 克,赤、白茯苓(人乳拌蒸晒)各 500 克,川牛膝(酒炒)、菟丝子(酒炒)、甘枸杞、杜仲(去皮,姜汁拌炒)各 250 克,淮山药(姜汁拌炒)、破故纸(黑芝麻拌炒,去芝麻)各 125 克,炼蜜适量。【制法】膏滋。上药各如法炮制后,共研为极细末,加炼蜜适量,制成蜜膏,收贮备用。【用法】每次 1 汤匙,每日 2 次,空腹以开水化服。【功能】补肾填精、乌须益智。【主治】由肾精亏虚、肝脾血虚、心气不足引起的面色萎黄,腰膝酸软,头晕目糊,耳鸣,心悸,失眠多梦,遇事善忘等。【附记】引自清代《寿世传真》。屡用效佳。本膏还适宜于脑力劳动而无具体病症者服用。

8. 两 仪 膏

【组成】人参 120 克,熟地黄 500 克,蜂蜜 120 克。【制法】膏滋。先将前 2 味药加清水浸渍 1 夜,再用文火煎煮 2 次,至味尽滤汁去渣,合并滤液,加热浓缩成清膏,再加蜂蜜 120 克收膏即成,收贮备用。【用法】每次 1 汤匙,每日 2 次,空腹用开水冲服。【功能】双补气血、扶羸益智。【主治】面色不华,头晕目眩,神疲气短,心悸,失眠,记忆力减退,舌淡,脉细数。【附记】引自明代张介宾《景岳全书》。屡用效佳。外感发热或病属虚中挟实者,不宜服用。

9. 阿胶三宝膏

【组成】阿胶 150 克,黄芪 500 克,大枣 500 克,白糖 1500 克,饴糖 150 克。【制法】膏滋。将前 3 味药加水煎煮 3 次,合并滤液,加热浓缩为清膏,再加入白糖、饴糖收膏即成,收贮备用。【用法】每次 10 克,每日 2 次,空腹温开水冲服。【功能】补养气血、健脾养胃。【主治】面色萎黄,四肢倦怠,心悸气短,头昏目眩,健忘神疲,食欲缺乏,舌淡,脉虚细无力。【附记】引自《山西省药品标准》。屡用效佳。本膏对阴阳亏虚之眩晕、健忘、心悸失眠,以及各种出血病症,均有很好的治疗作用。湿盛中满者忌服。

10. 洞天长春膏

【组成】党参、黄芪(炙)、狗脊(制)、女贞子、覆盆子各 156.3 克,熟地黄 250 克,首乌(制)、淮牛膝、当归、陈皮各 125 克,南沙参、杜仲(炒)、川芎、百合、茯苓、白芍(炒)各 93.8 克,白术(炒)、甘草(炙)各 62.5 克,山药、泽泻各 31.3 克,糖适量。【制法】膏滋。上药除糖外,加水煎煮 2 次,滤取药汁,合并滤液,加热浓缩成清膏,再加糖搅匀,浓缩、滤过,收贮备用。【用法】每次 9～15 克,每日 2 次,空腹温开水冲服。【功能】益气补血、补肾益精。【主治】面色不华,倦怠乏力,心悸怔忡,耳鸣健忘,头晕目眩,自汗盗汗,口干咽燥,短气声怯,腰膝酸痛,遗精阳痿。【附记】引自《上海市药品标准》。屡用效佳。是治疗虚损诸症之妙方。

11. 康福补膏

【组成】生晒参、黄芪(蜜炙)、山药(麸炒)、白扁豆、陈皮(麸炒)、木香、半夏(制)、茯苓、当归(炒)、枸杞、白芍(麸炒)、熟地黄、金樱子、女贞子(制)、菟丝子、胡桃肉、牛膝(盐炒)、玉竹各 90 克、白术(麸炒)、首乌(制)、墨旱莲、续断(炒)各 150 克,川芎(炒)、甘草(蜜炙)、远志(炙)各 40 克,砂糖适量。【制法】膏滋。先将生晒参加水煎煮 2 次,滤取汁备用,再将参渣与余药加水煎煮 2 次,滤取药汁,合并滤液,与参汁混合,加热浓缩成清膏,再加入砂糖适量,加热浓缩收膏即成,收贮备用。【用法】每次 9～15 克,每日 2 次,空腹温开水化服。【功能】补气血、益心脾、滋肝肾、壮筋骨。【主治】脑晕神疲,腰膝酸软,心悸气短,怔忡健忘,夜寐不宁,遗精早泄,舌质淡胖,苔薄,脉细弱。【附记】引自《上海市药品标准》。屡用效佳。凡痰热内盛,舌苔厚腻者忌用。感冒时暂停服用。

12. 琼 玉 膏

【组成】人参(研末)24 克,生地黄(捣)250 克,白茯苓(研末)50 克,白蜜 160 克。【制法】膏滋。先将人参、茯苓研为细末,地黄采用鲜品,捣取汁,然后将药末与蜜、地黄汁混匀,放入瓷瓶并密封,在锅内隔水蒸煮 3～5 小时后取出,候冷开封。【用法】每日 1 次,晨起空腹服 2 匙,用温酒或温开水化服。【功能】益气养阴、益智开窍。【主治】精神萎靡,疲乏无力,心悸,怔忡,神思恍惚,记忆力减退,失眠等。【附记】引自《御药院方》。屡用效佳。元代许国桢称其可"填精补髓……开通强化,日诵万宣,神识高迈,夜无梦想"。为治心悸怔忡之妙品。脾胃虚弱、大便溏薄者忌服,感冒时暂停服用。

13. 人参菊红晶

【组成】人参 30 克,菊花 60 克,蔗糖适量。【制法】冲剂。人参用渗漉法收集漉液,制成清膏;菊花用蒸馏法提取挥发油后,药液滤过,浓缩成清膏。将上清膏合并,加入蔗糖适量,制成 1000 克的颗粒,喷入菊花挥发油,密封 1 天即得。【用法】每次 10～15 克,每日 2 次,饭前开水冲服。【功能】补气健脾、清肝明目。【主治】神疲乏力,头晕目眩,劳则加剧,面色㿠白,气短懒言,心悸不宁,心烦寐劣,耳鸣健忘,脉弦细。【附记】引自《安徽省药品标准》。屡用效佳。内热实证忌用,感冒时停服。

14. 水 芝 散

【组成】莲子 100 克,甘草 20 克。【制法】散剂。将莲子炒至极燥,甘草微炒,共研为细末,贮瓶备用。【用法】每次 10 克,每日 2 次,加盐少许,用开水冲服。【功能】清心益智、交通心肾。【主治】劳心过度,心肾不交,心悸怔忡,虚烦不寐,眩晕,健忘,体虚乏力。【附记】引自清代《遵生八笺》。屡用神效。外感邪实者忌服。

15. 令人不忘散

【组成】石菖蒲 6 克,茯苓 10 克,茯神 10 克,人参 3 克,远志 9 克。【制法】散剂。上药共研为极细末,混合均匀,过筛后贮瓶备用。【用法】每次 3 克,每日 3 次,温酒或温开水送服。【功能】补养心气、益智安神。【主治】由心气不足所引起的心悸,怔忡,健忘,失眠,心神不宁。【附记】引自唐代孙思邈《千金要方》。屡用神效。阴虚火旺者忌服或慎用。

16. 远 志 散

【组成】远志(去心)、黄连(去须)各 240 克,石菖蒲 100 克,白茯苓 75 克,人参 45 克。【制法】散剂。上药共研为极细末,和匀过筛,贮瓶备用。【用法】每次 3 克,每日 1 次,饭后温酒调服。【功能】养心安神、清心益智。【主治】思虑劳心过度,心火上炎,以致心悸,失眠,虚烦不安,心中懊恼,健忘,舌尖红,苔薄黄等。【附记】引自元代《圣济总录》。屡用神效。阴津不足者忌服。

17. 妙 香 散

【组成】麝香(另研)3 克,木香(煨)、山药(姜汁炙)、茯神(去皮、木)、茯苓(去皮)、黄芪、远志(去心、炒)各 30 克,人参、桔梗、炙甘草各 15 克,辰砂(另研)9 克。【制法】散剂。上药依法炮制后,研为极细末,混合均匀,过筛后,贮瓶备用。【用法】每次 6 克,每日

2次,温酒调服。【功能】补气宁神、开郁通窍。【主治】心气不足,精神恍惚,惊悸不宁,健忘眩晕,梦遗失精,虚烦不寐。【附记】引自宋代陈师文《太平惠民和剂局方》。本方对心气不足,气机郁结,惊悸健忘而兼见遗精者最为适用。阴虚火旺者慎用。

18. 盲 神 散

【组成】赤石脂、白茯苓、防风、人参、白术、赤芍、远志、紫菀、桂心各等分。【制法】散剂。上药除赤石脂另研粉外,其余药物共轧为细粉,与赤石脂粉末同研极细,和匀过筛,贮瓶备用。【用法】每日2次,每次取药粉6克,加生姜3片,大枣1枚,清水1盏,煎至7分,温服。【功能】益心气、定惊悸。【主治】虚弱多惊,神色昏愦,言语无节,有类癫痫及心悸怔忡,遇事善忘等心志不定病症。【附记】引自明代朱橚《普济方》。屡用神效。

19. 补心治遗忘散

【组成】菖蒲、远志(去心)、茯苓、人参、通草、石决明各等分。【制法】散剂。上药共研为极细末,和匀过筛,贮瓶备用。【用法】每次3克,每日1次,饭后温开水或酒送服。【功能】补心安神、开窍益智。【主治】喜忘多误,智力减退,头痛眩晕,头晕耳鸣,心悸不宁,胸闷不舒等。【附记】引自唐代孙思邈《千金翼方》。屡用神效。本方颇适宜于老年痴呆,智力减退兼有高血压而症见头痛、眩晕、健忘、目糊、心悸者服用。阴虚火旺者慎用。

20. 茯 神 散

【组成】茯神、人参、龙骨、菖蒲各10克,熟地黄、天各30克,远志15克。【制法】散剂。上药共研为粗末,和匀,贮瓶备用。【用法】每日1次。每取粗末10克,加大枣3枚,水一中盏,煎至6分,取汁温服。【功能】交通心肾、宁心安神、益智开窍。【主治】神志不安,虚烦不宁,失眠多梦,心悸怔忡,健忘,注意力难以集中,神疲乏力,胸闷气短,腰膝酸软等。【附记】引自宋代《太平圣惠方》。屡用神效。

21. 归参补血片

【组成】红参 28 克,黄芪、当归、何首乌(制)、枸杞子、龙眼肉、三七各 30 克,脾脏浸膏粉、肝胆粉各 30 克,睾丸浸膏 12 克,鞭胶粉 50 克,牛骨髓提取液 1 毫升,95％乙醇适量。【制法】片剂。先取前 7 味中药经干燥、粉碎成细粉,加入鞭胶粉、脾脏粉及胆肝粉,混匀,再取睾丸浸膏与骨髓提取液,加适量的 95％乙醇溶解,与上粉充分混合均匀后,制成颗粒,干燥,整粒,压片,每片重 0.33 克,包糖衣即得,分装备用。【用法】每次 5～7 片,每日 3 次,空腹温开水送服。【功能】温补脾胃、益气生血。【主治】面色萎黄,唇色无华,心悸气短,疲倦乏力,头晕耳鸣,记忆力衰退,食欲缺乏,小便频数,舌淡苔白,脉细者。【附记】引自《辽宁省药品标准》。屡用效佳。本方还可用于治疗萎黄病、紫斑及妇人月经不调而见头晕耳鸣、记忆力衰退者有效。

22. 参芪五味子片

【组成】党参 60 克,黄芪 120 克,五味子 180 克,酸枣仁 30 克。【制法】片剂。将党参、酸枣仁粉碎混匀,用渗漉法制成浸膏,加入黄芪、五味子细粉混匀,制成颗粒,干燥,整粒,压片,每片重 0.4 克,分装备用。【用法】每次 4 片,每日 3 次,空腹温开水送服。【功能】补中益气、养血安神、固表敛汗、滋补强壮。【主治】心悸不宁,不寐多梦,健忘迷惑,自汗气短,倦怠神疲,面色无华,舌淡苔薄,脉象细弱。此因脾胃虚弱,气血不足,心失所养所致。【附记】引自《甘肃省药品标准》。屡用效佳。凡神经官能症、心律不齐、贫血、脑动脉硬化等而有上述症状者,均可服用,效佳。

23. 珍合灵片

【组成】珍珠层粉(飞)、甘草各 200 克,灵芝 400 克。【制法】片剂。将灵芝、甘草切片,水煎煮两次,滤取药汁,澄清后浓缩成清膏。取珍珠层粉先与适量淀粉拌匀,再与清膏拌匀,制成颗粒,干燥,整粒,压片,每片重 0.35 克,包糖衣即得,分装备用。【用法】每次 3～4 片,每日 3 次,饭后温开水送服。【功能】镇心安神,滋养五脏。【主治】心慌(心悸)气短,心神不宁,失眠,多梦,健忘,头晕乏力,耳鸣目糊,舌质红,脉细数。【附记】引自《上海市药品标准》。屡用效佳。

24. 养阴镇静片

【组成】当归、党参、茯苓各 75 克,首乌藤、桔梗、地黄、远志各 39 克,柏子仁 18 克,玄参、麦冬、丹参各 57 克,五味子 49 克,珍珠母 93 克,朱砂 10.2 克。【制法】片剂。朱砂研成极细粉,茯苓、桔梗、珍珠母粉碎成细粉,与朱砂粉末配研,过筛,混匀,余药加水煎煮 2 次,滤汁去渣,合并滤液,并加热浓缩成清膏,加入上述粉末,混匀,干燥,粉碎,过筛,制成颗粒,干燥,整粉,压制成 1000 片,包糖衣即得,分装备用。【用法】每次 4～6 片,每日 3 片,饭后温开水送服。【功能】养阴清热、镇心安神。【主治】心悸怔忡,头晕健忘,记忆力减退,思想不能集中,心烦不宁,失眠多梦,舌质嫩红,苔薄,脉弦细。【附记】引自《卫生部药品标准》。屡用效佳。

25. 脑灵素片

【组成】黄精(蒸)738 克,五味子、苍耳子(炒)各 492 克,淫羊藿(羊脂油制)615 克,远志(蜜炙)、枸杞子、大枣(去核)各 246 克,麦冬、酸枣仁(炒)、熟地黄、茯苓各 123 克,鹿角胶、人参(去节)各 24.6 克,龟甲(烫)62 克,蔗糖 369 克,鹿茸 12.3 克。【制法】片剂。先将人参、鹿茸、鹿角胶、龟甲、远志、茯苓、麦冬、黄精、蔗糖分研成细粉,其余药物加水煎煮 2 次,滤汁去渣,合并滤液,加热浓缩成膏,然后将药粉、浓缩膏混合均匀,制成颗粒,干燥,整粒,压片,每片重 0.3 克,包糖衣即得,分装备用。【用法】每次 3～4 片,每日 2次,空腹用温开水送服。【功能】补气血,益心肾,填精髓,安神健脑。【主治】因气血亏虚,心肾不足所致之心悸怔忡,神疲乏力,遗精,阳痿,眩晕健忘,舌质淡红,苔薄白滑,脉沉细。【附记】引自《吉林省药品标准》。屡用效佳。

26. 十 四 友 丸

【组成】熟地黄、白茯苓、白茯神(去木)、人参、酸枣仁(炒)、柏子仁(另研)、紫石英(另研)、肉桂、阿胶(蛤粉炒)、当归、黄芪、远志(汤浸,去心,酒洒,蒸)各 30 克,辰砂(另研)0.3 克,龙齿(另研)6克。【制法】蜜丸。上药分别研为细末,除朱砂外,余药混合,拌匀,炼蜜为丸如梧桐子大,以朱砂为衣,贮瓶备用。【用法】每次 6 克,每日 1 次,于睡前用红枣汤送下。【功能】补益心肾、镇静宁心。【主治】眩晕昏沉,神志不宁,夜卧不安,心悸怔忡及遗精,白浊等。【附记】引自宋代陈师文《太平惠民和剂局方》。临床屡用,无不效者。

27. 七 圣 丸

【组成】白茯苓(去黑皮)60 克,桂心(去粗皮)、远志(去心)、人参、天冬(去心,焙)、菖蒲、地骨皮各 30 克,炼蜜适量。【制法】蜜丸。上药各依法炮制,共研为细末,和匀过筛,炼蜜为丸如梧桐子大,贮瓶备用。【用法】每次 20 丸,每日 2 次,饭后温开水或酒送服。【功能】健脾养心,益智增慧。【主治】头晕神疲,面色㿠白,心悸不宁,胸闷气短,记忆力减退,遇事善忘。【附记】引自宋代《圣济总录》。屡用神效。阴虚火旺者慎服。

28. 八物定志丸

【组成】远志(去心)、菖蒲、麦冬、茯神、白茯苓(去心)各 30 克，白术 15 克，人参 45 克，牛黄(另研)6 克，炼蜜适量。【制法】蜜丸。上药除牛黄另研细末外，余药共研极细末，然后加入牛黄拌匀，炼蜜为丸如梧桐子大，以朱砂为衣，贮瓶备用。【用法】每次 20～30 丸，每日 2 次，饭后温开水送服。【功能】平补心气、安神镇惊、祛痰泄热。【主治】心气不足兼有痰热内蕴，神疲气短，胸闷不舒，心悸不宁，健忘耳鸣，脘痞不舒，烦热不适，喉间痰阻，口苦苔腻。【附记】引自明代罗天益《卫生宝鉴》。屡用神效。

29. 人 参 丸

【组成】人参(去芦头)、赤石脂、杜仲(去粗皮，炙令微黄，锉)、远志(去心)、菖蒲各 30 克，白茯苓、黄芪(锉)、柏子仁各 10 克，桂心 6 克，炼蜜适量。【制法】蜜丸。上药共研极细末，炼蜜为丸如梧桐子大，贮瓶备用。【用法】每次 20 丸，每日 2 次，饭前以温开水或米汤送服。【功能】温阳益气、养心安神、开窍定智。【主治】心阳不足，心悸怔忡，健忘，神思恍惚等。【附记】引自宋代《太平圣惠方》。屡用神效。本方药性偏温燥，只宜于健忘属于虚而无火者，若已出现心烦、躁扰、口苦、尿赤等火热内盛症状，则不宜服用。

30. 人参远志丸

【组成】人参、远志(去心)、黄芪、酸枣仁各 30 克，肉桂、桔梗、朱砂各 15 克，天冬(去心，焙)、石菖蒲、白茯苓各 45 克，炼蜜适量。【制法】蜜丸。上药共研为细末，炼蜜为丸如梧桐子大，贮瓶备用。【用法】每次 15～20 丸，每日 2 次，饭后以温开水或米汤送服。【功能】益气宁心、安神益智。【主治】思虑过多，心气不足，心悸怔忡，失眠，多梦，遇事善忘，不耐思考等。【附记】引自宋代《太平圣惠方》。屡用神效。阴虚火旺者慎用。

31. 上　丹

【组成】五味子 250 克,百部(酒浸一宿,焙)、菟丝子(酒浸,另研)、肉苁蓉(酒浸)、杜仲(炒断丝)、巴戟天(去心)、远志(去心)、枸杞子、防风(去芦)、白茯苓(去皮)、蛇床子(炒)、山药、柏子仁(另研)各 60 克,炼蜜适量。【制法】蜜丸。上药依法炮制,共研为细末,与柏子仁混合同研,和匀过筛,炼蜜为丸如梧桐子大,贮瓶备用。【用法】每次 30 丸,每日 3 次,饭后以酒或淡盐开水送服。【功能】补肾益精、养心益智。【主治】神疲乏力,腰膝酸软,头晕目眩,心悸气短,遇事善忘,心神恍惚不定,心烦寐差等。【附记】引自宋代陈师文《太平惠民和剂局方》。屡用神效。本丹既能治病,又能益智健身,且作用均佳。

32. 小菟丝子丸

【组成】菟丝子(酒浸,研)150 克,石莲肉、山药各 60 克,白茯苓(焙)30 克。【制法】糊丸。取山药 37.5 克,连同余 3 药共研为细末;将余下山药打糊,然后混入上药粉,和匀泛为丸,如梧桐子大,贮瓶备用。【用法】每次 50 丸,每日 2 次,空腹温酒或淡盐开水送服。【功能】调心肾以益智,补劳损而益寿。【主治】劳伤过度,心肾亏损,腰膝酸软,小腹冷痛,心悸健忘,夜梦惊恐等。【附记】引自宋代陈师文《太平惠民和剂局方》。屡用神效。阴虚火旺者慎用。

33. 不　老　丸

【组成】人参、川牛膝、菟丝子、当归各 60 克,杜仲 45 克,生地黄、熟地黄、柏子仁、石菖蒲、枸杞子、地骨皮各 30 克,炼蜜适量。【制法】蜜丸。上药以文火焙干,共研为细末,和匀过筛,炼蜜为丸,如梧桐子大,贮瓶备用。【用法】每次 30 丸,每日 3 次,空腹温酒或淡盐开水送服。【功能】滋肾填精、补气养血、安神益智。【主治】腰膝酸软,神疲乏力,心悸健忘,头晕耳鸣等。【附记】引自清代《寿亲养老新书》。屡用神效。坚持服用,既能治好病,又能使人健康长寿,青春永驻。

34. 卫生培元丸

【组成】人参、山药各 80 克,党参(制)、熟地黄各 320 克,黄芪(炙)、茯苓、杜仲(炙)、枸杞子各 60 克,白术、当归、白芍(酒制)各 40 克,炙甘草、川芎、丹参、酸枣仁、砂仁各 20 克,鹿茸 8 克,肉桂 16 克,远志(姜炙)、陈皮各 12 克,炼蜜适量。【制法】蜜丸。上药共研为细末,和匀过筛,每 100 克药粉加炼蜜 90～100 克,制成大蜜丸,每丸重 9 克。分装备用。【用法】成人每次 1 丸,小儿每次 1/3 或 1/4 丸,空腹温开水送服。【功能】益气养血、补肾填精。【主治】头晕目眩,神疲乏力,气短易汗出,心悸健忘,手足不温,腰膝酸软,大便不实,舌淡脉细。【附记】引自《广西壮族自治区药品标准》屡用神效,而且对小儿发育不良、消瘦神疲、智力迟钝者亦有良效。阴虚火旺及内热盛者忌服,孕妇慎用。

35. 天王补心丹

【组成】生地黄(酒洗)120 克,人参(去芦)、丹参(微炒)、玄参(微炒)、白茯苓(去皮)、五味子(烘)、远志(去心,炒)、桔梗各 15 克,当归(酒洗)、天冬(去心)、麦冬(去心)、柏子仁(炒)、酸枣仁(炒)各 60 克,炼蜜适量。【制法】蜜丸。上药依法炮制,共研细末,和匀过筛,加炼蜜适量,混合拌匀,和丸如梧桐子大,以朱砂为衣。贮瓶备用。【用法】每次 9 克,每日 2 次,空腹温开水送服。【功能】滋阴养血、补心安神。【主治】阴亏血少,虚烦心悸,夜寐不宁,精神衰疲,梦遗健忘,不耐思虑,大便干燥,五心烦热,口舌生疮,舌红少苔,脉细而数。【附记】引自《胞与堂丸散谱》。屡用神效。脾胃虚寒、痰湿内阻者慎用。

36. 心 肾 丸

【组成】菟丝子(酒浸)90克,牛膝(去苗,酒浸)、熟地黄(连蒸2次)、肉苁蓉(酒浸)各60克,鹿茸(酒涂炙)、附子(炮,去皮,脐)、五味子、人参(去芦)、远志(去心,甘草水煮)、黄芪(炙)、白茯苓(去皮)、山药(炒)、当归(去芦,酒浸)、龙骨(煅)各30克。【制法】酒丸。上药依法炮制,共研为细末,和匀过筛,用所浸过药的酒打糊为丸,如梧桐子大,贮瓶备用。【用法】每次50～70丸,每日1次,空腹红枣汤送服。【功能】补心益精、安神定志。【主治】水火失济,心神恍惚,遇事多忘,心悸惊恐,夜寐多梦,盗汗时作,目暗耳鸣,腰膝酸软等。【附记】引自清代《瑞竹堂经验方》。屡用神效。

37. 巴 戟 天 丸

【组成】巴戟天、石菖蒲、远志、地骨皮、白茯神各12克,人参3克,白茯苓15克。【制法】糊丸。上药除石菖蒲另煎汁,白茯苓研细末备用外,余药共研为细末,然后取白茯苓细末,加糯米粉15克,调入石菖蒲煎汁打糊作丸,如梧桐子大,贮瓶备用。【用法】每次30克,每日3次,空腹以酒或温开水送服。【功能】补肾增志、养心壮神、开窍益智。【主治】心悸,健忘,耳鸣,失眠,遗精滑泄等。【附记】引自宋代《太平圣惠方》。屡用神效。本方虽有偏于甘寒之地骨皮,但终究是偏温之剂,故阴虚内热者不宜久服。

38. 宁 志 丸

【组成】人参、茯神、茯苓、柏子仁、琥珀、当归、酸枣仁(炒)、远志(炙)各15克,乳香、朱砂、菖蒲各7.5克,炼蜜适量。【制法】蜜丸。上药共研为细末,和匀过筛,加炼蜜适量,混合均匀,和丸如梧桐子大,贮瓶备用。【用法】每次30丸,每日3次,饭后用红枣汤送服。【功能】补益心脾、安神宁志。【主治】劳伤心脾,头晕健忘,心悸怔忡,夜寐不宁或头痛头重,神思不爽,记忆力减退等。【附记】

引自元代朱丹溪《丹溪心法》。屡用神效。本方以补益心脾为主，补中兼疏，凡病症虚甚者不宜服用；又因内含朱砂较多，不宜常服久服。孕妇忌服。

39. 宁 神 丸

【组成】地黄(酒蒸)556克，当归(酒蒸)、白芍(酒炒)、陈皮、麦冬、茯苓(炒)、川贝母各370克，远志(炙)、川芎各359克，酸枣仁(炒)、甘草各185克，炼蜜适量。【制法】蜜丸。上药依法炮制后，共研为细末，和匀过筛，每100克药粉加炼蜜80～100克，制成大蜜丸，每丸重5.6克，贮瓶备用。【用法】每次1丸，每日2次，饭后温开水送服。【功能】养血安神、化痰和胃。【主治】面色少华，头晕眼花，心悸健忘，多梦易醒，有痰少食，舌质暗红，苔薄白而腻，脉沉细弦。【附记】引自《广东省药品标准》。屡用效佳。凡脾肾虚衰或阴虚有火者慎用。

40. 圣惠益智丸

【组成】远志(去心)、白茯苓、熟地黄、地骨皮、胡麻(蒸，曝干，去皮)各500克，麦冬(去心)750克，枣肉适量。【制法】枣肉丸。上药共捣为细末，加入枣肉适量，再捣千余杵，然后和匀制成小丸，晒干，贮瓶备用。【用法】每次9克，每日1次，空腹温酒送服。【功能】滋阴养血、益智安神。【主治】心肾阴虚，精亏血少，症见耳聋目眩，心悸失眠，头晕健忘。【附记】引自宋代《太平圣惠方》。屡用神效。近人以之治疗头晕、耳鸣、健忘、心烦不寐等神经衰弱病症，也收到良好效果。

41. 圣惠菖蒲丸

【组成】菖蒲、熟地黄、麦冬、天冬、杜仲、白茯苓、丹参、柏子仁、百部、远志各12克，人参3克，防风、五味子、桂心各9克，山药15克，炼蜜适量。【制法】蜜丸。上药共研为细末，和匀过筛，炼蜜为丸,如梧桐子大,贮瓶备用。【用法】每次 20 丸,每日 2 次,饭后以米汤送服。【功能】滋阴润肺、养心安神、益智开窍。【主治】素体羸瘦,或病后气阴两虚,症见心悸,怔忡,健忘,失眠,心烦不安,气短神疲,咳嗽痰少,腰膝酸软。【附记】引自宋代《太平圣惠方》。屡用神效。

42. 朱砂安神丸

【组成】黄连 45 克,当归、生地黄、茯神、酸枣仁各 30 克,远志、甘草各 15 克,朱砂及炼蜜各适量。【制法】蜜丸。上药共研为细末,和匀过筛,炼蜜为丸,如梧桐子大,以朱砂为衣,贮瓶备用。【用法】每日睡前服 3～6 克,取灯芯 1 束煎汤送服,温开水送服亦可。【功能】镇心安神,清热养血。【主治】心神不宁,精神恍惚,惊悸不安,失眠多梦,思虑劳神,怔忡健忘。【附记】引自清代《医学纲目》。屡用神效。不宜多服久服,孕妇忌服。

43. 安 神 丸

【组成】合欢花、女贞子各 480 克,生地黄、玄参各 240 克,合欢皮、夜交藤各 960 克,桑椹子 1200 克,丹参 1340 克。【制法】水丸。先取合欢花、女贞子、生地黄、玄参共研为细粉备用。后取合欢皮、夜交藤、桑椹子、丹参加水为药量的 8～10 倍,煮沸 3～4 小时,取药汁;再加水 6～8 倍,煎沸 2 小时,取药汁,将两次药汁合并静置,取上清液,浓缩为稠膏。最后加入备用药粉,搅拌均匀,分成小块干燥,研为细粉,以冷开水泛丸,如绿豆大,晒干,贮瓶备用。【用法】每次 3 克,每日 3 次,以温开水送服。【功能】养心安神。【主治】阴亏血少,症见虚烦心悸,失眠多梦,遇事善忘等。【附记】引自中医研究院中药研究所《中药制剂手册》。屡用效佳。

44. 安神补心丸

【组成】丹参 300 克,五味子(蒸)150 克,石菖蒲 100 克,安神膏(含合欢皮、菟丝子、旱莲草各 3 分,女贞子 4 分,首乌藤 5 分,地黄 2 分,珍珠母 20 分)560 克。【制法】膏丸。先将丹参、五味子、石菖蒲粉碎成细粉。另取合欢皮、菟丝子、旱莲草、女贞子、首乌藤、地黄、珍珠母加水煎煮两次,然后合并 2 次药汁,文火浓缩,制成安神膏,按处方量与上药粉混合制丸,每 100 粒重 15 克,分装备用。【用法】每次 15 粒,每日 3 次,空腹温开水送服。【功能】滋阴养血、补心安神。【主治】心肾不足,失眠健忘,心悸惊惕,头晕耳鸣,舌质红,脉细数。凡各种类型的惊悸、失眠、多梦、眩晕、健忘等都可用之。【附记】引自《中华人民共和国药典》1965 年版。屡用效佳。

45. 安神定志丸

【组成】茯苓 200 克,远志(甘草炙)、柏子仁、酸枣仁(炒)、党参、当归各 100 克,琥珀、石菖蒲、乳香(醋炒)各 50 克,朱砂 30 克,炼蜜适量。【制法】蜜丸。上药各依法炮制后,共研为细末,和匀过筛,每 100 克药粉加炼蜜 80～100 克,混合均匀,制成蜜丸,每丸重 9 克。分装备用。【用法】每次 1 丸,每日 2 次,饭后以温开水送服。【功能】安神定志、益气镇惊。【主治】健忘,精神疲倦,食少气短,夜寐不安,多梦易惊,心悸不宁,自汗盗汗,舌淡,脉弦细。【附记】引自《山东省药品标准》。屡用效佳。

46. 安神养心丸

【组成】黄芪(制)、当归、琥珀各 100 克,党参、白芍(炒)、川芎、酸枣仁(炒)、甘草各 50 克,白术 75 克(炒),茯苓、远志(制)、石菖蒲各 40 克,熟地黄 200 克,炼蜜适量。【制法】蜜丸。上药各依法炮制后,共研为细末,和匀过筛,加炼蜜适量,制成大蜜丸,每丸重 10 克。分装备用。【用法】每次 1 丸,每日 2 次,空腹温开水送服。【功能】补气养血、安神定志。【主治】头晕目眩,心悸不宁,精神恍惚,遇事善忘,气短乏力,舌质淡,苔薄白,脉细弱。尤以惊悸、失眠兼见健忘者为宜。【附记】引自《辽宁省药品标准》。屡用效佳。

47. 远 志 丸

【组成】远志（去心，姜汁腌）、石菖蒲各 60 克，茯神（去皮、木）、白茯苓（去皮）、人参、龙齿各 30 克，炼蜜适量。【制法】蜜丸。上药各如法炮制后，共研为细末，和匀过筛，加炼蜜适量，混合均匀，和丸如梧桐子大，以朱砂为衣。贮瓶备用。【用法】每次 6 克，每日 1 次，于临睡前温开水送服。【功能】镇惊、安神。【主治】因受惊恐而致的夜寐多梦，神魂不安，惊悸恐怯，眩晕健忘，夜多噩梦等。【附记】引自《永类钤方》。屡用效佳。阴虚火旺者慎用。

48. 坎 离 丸

【组成】生地黄、熟地黄各 60 克，天冬、麦冬、知母、黄柏、山茱萸、枸杞子、当归、山药、五味子、茯神、远志、柏子仁、酸枣仁各 30 克，人参、龙骨、龟甲、石菖蒲各 15 克，炼蜜适量。【制法】蜜丸。上药共研为细末，和匀过筛，加炼蜜适量，混合均匀，和为小丸，贮瓶备用。【用法】每次 6 克，每日 2 次，空腹以温开水送服。【功能】滋肾养肝、养心益智。【主治】心悸怔忡，健忘失眠，精神倦怠，寡欢少乐，心中痞闷，头晕耳鸣，不耐思考等。【附记】引自明代龚廷贤《寿世保元》。屡用神效。湿热内盛者不宜服用。

49. 龟鹿宁神丸

【组成】龟甲胶、鹿角胶各 61 克，熟地黄 737 克，当归、白芍、砂仁各 92 克，川芎（制）、酸枣仁（炒）、丹参、甘草（炙）各 123 克，黄芪（炙）、党参、白术、茯苓各 184 克，山药、芡实各 491 克，远志 31 克（制）、炼蜜适量。【制法】蜜丸。上药除龟甲胶、鹿角胶、砂仁及炼蜜外，将其余各药粉碎成粗粉，蒸透干燥，再与砂仁一起粉碎成细粉末，混匀。龟甲胶、鹿角胶，用黄酒浸泡隔水炖烊，与炼蜜混匀。每 100 克药粉加炼蜜 90～100 克，和匀，制成大蜜丸，每丸重 5.6

克。分装备用。【用法】每次 1 丸,每日 2 次,饭后以温开水送服。【功能】养肝补肾、益心健脾。【主治】形体消瘦,精神萎靡,头晕耳鸣,腰膝酸软,骨蒸盗汗,遗精阳痿,心悸怔忡,健忘失眠,食少便溏,疲倦乏力,妇女月经过多,舌质淡红,苔薄白,脉细弱。【附记】引自《广东省药品标准》。屡用效佳。病症属实、属热者忌服。

50. 补血养神丸

【组成】熟地黄 400 克,生地黄、党参各 200 克,茯苓、当归、丹参、牛膝各 130 克,五味子、天冬、甘草各 150 克,麦冬 80 克,远志(蜜炙)160 克,九节菖蒲 140 克。【制法】水丸。先将天冬、远志、丹参、麦冬、生地黄、党参、熟地黄加水煎煮 2 次,滤汁去渣,合并滤液,加热浓缩成膏;其他药物共研为细末,和匀过筛,拌入浓缩膏中,混匀,用冷开水泛丸,每 100 丸重 16 克。干燥即得,贮瓶备用。【用法】每次 20 粒,每日 3 次,空腹以温开水送服。【功能】补血养心、安神定志。【主治】面色㿠白,气短神怯,心神不宁,心悸健忘,注意力不易集中,头晕目眩,舌质淡红,苔薄白,脉细弱。【附记】引自《吉林省药品标准》。屡用效佳。

51. 状 元 丸

【组成】石菖蒲、远志各 30 克,茯神、巴戟天各 15 克,人参、地骨皮各 9 克。【制法】药汁丸。上药除石菖蒲外,共研为细末,和匀过筛;另取石菖蒲加水煎浓汁,取浓汁与药粉搅匀和为小丸。贮瓶备用。【用法】每次 6 克,每日 3 次,空腹以温开水送服。【功能】养心安神、开窍益智。【主治】神疲乏力,头晕耳鸣,心悸不宁,健忘等。【附记】引自清代孙一奎《赤水玄珠》。屡用神效。阴津不足者慎用。

52. 固本延龄丹

【组成】天冬、熟地黄、牛膝、生地黄、茯苓、木香、五味子、麦冬、山药、杜仲、山萸肉、人参、柏子仁、巴戟天（盐制）各60克，鱼鳔、鹿角胶、川椒、石菖蒲、泽泻、远志各30克，菟丝子、肉苁蓉、丹参各120克，枸杞子、地骨皮、覆盆子各45克，海狗肾1具，珍珠9克。
【制法】蜜丸。以上二十八味药各研为细末，混匀，加炼蜜适量（药蜜比例为10∶11），和匀，制成大蜜丸，每丸重9克。分装备用。
【用法】每次1丸，日服1次，早晨空腹以淡盐开水或白开水送服。
【功能】补益气血阴阳、安神益智强身。【主治】面色㿠白，神疲气短，自汗出，心悸怔忡，健忘眩晕，腰酸背痛，畏寒肢冷，遗精阳痿。
【附记】引自《山西省药品标准》。屡用效佳。

53. 定　心　丸

【组成】当归、地黄、党参、茯苓、炙甘草、酸枣仁、柏子仁、朱砂（为等分四分之一）、琥珀、五味子、石菖蒲、远志、黄芩、麦冬各等分，白蜡、炼蜜各适量。【制法】水丸。上药除白蜡外，朱砂、琥珀分别水飞或研极细末。其余药物也粉碎为细粉；将白蜡锉成细粉，与上述细粉配研，每100克药粉加炼蜜30～40克，并加适量水泛丸，每10粒重1克，备用。【用法】每次4克，每日2次，饭后以温开水送服。【功能】交通心肾、安神定志。【主治】眩晕健忘，惊悸怔忡，失眠多梦，心烦不安，神疲体倦，苔白或黄，脉弦细或兼数。【附记】引自《湖北省药品标准》。屡用效佳。

54. 定　志　丸

【组成】远志（去苗及心）、石菖蒲各60克，人参、白茯苓（去皮）各90克，炼蜜适量。【制法】蜜丸。上药共研细末，炼蜜为丸，如梧桐子大，以朱砂为衣，贮瓶备用。【用法】每次7丸，逐渐加至20丸，每日3次，饭后以温开水送服。【功能】补心益智、镇惊安神。【主治】心气不足，五脏虚弱，精神恍惚，心悸气短，遇事善忘，面色少华，声低语怯，舌质淡，苔薄白，脉细弱无力。【附记】引自宋代陈师文《太平惠民和剂局方》。屡用神效。病证属实、属热者忌服。

55. 茸血补心丸

【组成】鹿茸、人参、桂心、川芎各 10 克,酸枣仁(炒)、麦冬、柏子仁、龙眼肉、生地黄、生龙齿、茯苓、夜交藤、合欢花、远志(姜炙)、石菖蒲各 50 克,当归、九香虫(炒)、谷芽(炒)各 25 克,朱砂 1 克,炼蜜适量。【制法】蜜丸。将鹿茸置于锅内,加入 50 度白酒适量,蒸熟,干燥;除朱砂外,余药与酒制鹿茸一起粉碎成细粉,朱砂研成极细粉,与上述药粉配研,过筛,混匀。每 100 克药粉加炼蜜 80～90 克,混合拌匀,制成大蜜丸,每丸重 9 克即得。分装备用。【用法】成人每次 1 丸,儿童 7 岁以上每次 1/2 丸,3－7 岁每次 1/3 丸。空腹以温开水送服。【功能】益气养血、宁心安神。【主治】气血虚弱,心神失养而致的头晕心悸,神疲健忘,夜寐多梦,胸闷气短,倦怠乏力,舌质淡红,苔薄白,脉细数等。神经官能症、自主神经功能紊乱、冠心病心律失常等有上述症状者,均可用之。【附记】引自《卫生部药品标准》。屡用效佳。

56. 养心延龄益寿丹

【组成】茯神、当归(酒洗)各 15 克,柏子仁(炒)、丹参、酒白芍、丹皮、干地黄(酒洗)、香附(炙)、枳壳(炒)、酸枣仁(炒)各 12 克,醋柴胡、栀子(炒)、酒黄芩、陈皮各 9 克,川芎、白术(炒)各 6 克,炼蜜适量。【制法】蜜丸。上药各依法炮制,共研为细粉,和匀过筛,炼蜜为丸,如绿豆粒大。分装备用。【用法】每次 9 克,每日 2 次,空腹以温开水送服。【功能】养心安神、补肾滋阴、调肝理脾。【主治】神疲健忘,心神迷惑,心悸怔忡,夜寐不实,梦魇惊怖,腰膝酸软,进食不香,时有遗精等。【附记】引自《慈禧光绪医方选议》。屡用效佳。痰热内盛者慎用。

57. 清脑安神丸

【组成】远志、九节菖蒲、琥珀、生地黄、栀子、菊花、麦冬、当归、丹参、五味子各 23.6 克,夜交藤、合欢花、磁石(煅)、川芎、甘草各 7.9 克,龙骨(煅)、牡蛎(煅)、玉竹各 31.5 克,黄芩 15.7 克。【制法】水丸。上药各依法炮制,共研细末,和匀过筛,以冷开水泛为小丸。贮瓶备用。【用法】每次 3～5 克,每日 2 次,饭后以温开水送服。【功能】清脑、安神。【主治】心悸怔忡,失眠健忘,头晕耳鸣,倦怠乏力,心烦舌燥,多汗,小便短少,舌红脉细。可用于高血压病、心律失常、心脏病、神经衰弱而见心悸怔忡、失眠健忘症状者。【附记】引自《辽宁省药品标准》。屡用效佳。

58. 琥珀安神丸

【组成】生地黄 400 克,玄参、丹参、合欢、远志(炙)、桔梗、琥珀、龙骨、人参(去芦)、茯苓、甘草(蜜炙)各 50 克,柏子仁霜、五味子、酸枣仁、天冬、当归、大枣(去核)、麦冬各 100 克,炼蜜适量。【制法】蜜丸。上药除酸枣仁另研细末外,余药共研为细末,与酸枣仁粉混匀,每 100 克药粉加炼蜜 70～80 克,和匀,制成大蜜丸,每丸重 9 克。分装备用。【用法】每次 1 丸,每日 2 次,饭后以温开水送服。【功能】滋肾清心、镇惊安神。【主治】健忘,遇事多忘,记忆力减退,不耐思考,精神疲倦,形体消瘦,头晕目眩,梦遗滑精,潮热盗汗,心悸怔忡,心烦少寐,舌质红,脉细数。【附记】引自《吉林省药品标准》。屡用效佳。

59. 复方参附散

【组成】红参 11％,附子 32％,干姜 11％,麦冬 35％,淡吴萸 11％。【制法】散剂。上药共研极细末,和匀过筛,贮瓶备用。【用法】每次 9 克,每日 3 次,温开水送服。【功能】益气养阴,温补扶阳。【主治】窦性心动过缓。【附记】引自程爵棠《百病中医膏散疗法》。屡用效佳。

60. 复 脉 膏

【组成】人参、阿胶各 1 份,甘草、生姜、桂枝各 2 份,麦冬、麻仁、大枣各 3 份,地黄 6 份,白糖及辅助剂适量。【制法】膏滋。上药(除人参煎汁兑入,阿胶烊化兑入,白糖及辅助剂外)水煎 3 次,滤汁去渣,合并滤液,兑入人参汁、阿胶、白糖及辅助剂,文火浓缩成膏即得。贮存备用。【用法】口服。每次 15 克,每日 2 次,3 周为 1 个疗程。【功能】益气养阴、补肾通阳。【主治】心动过缓及病态窦房结综合征。【附记】引自程爵棠《百病中医膏散疗法》。屡用效佳。

61. 早 搏 散

【组成】苦参 1000 克。【制法】冲剂。上药研为细末,过筛后,加适量赋形剂,和匀,按湿法制成颗粒,干燥,整粒即得。贮瓶备用。【用法】每次 20 克,每日 3 次,开水冲服。【功能】清热解毒、宁心安神。【主治】感染性心肌炎、期前收缩。【附记】引自《中国当代中医名人志》曾学文方。屡用皆效。

62. 归 脾 丸

【组成】白术(麸炒)30 克,茯苓 30 克,酸枣仁(炒)30 克,黄芪 30 克,远志(甘草水炙)30 克,当归 30 克,龙眼肉 30 克,党参 30 克,木香 30 克,甘草 15 克。【制法】蜜丸。上药各依法炮制,称量配齐。上药除龙眼肉外,共研为粗末,取部分粗末,与龙眼肉同轧碎或捣烂。晒干或低温干燥,与其余粗末共轧为细粉,和匀过 80～100 目细罗。取炼蜜〔每 300 克药粉,约用炼蜜(110℃)300 克,和药时蜜温 100℃〕与上药粉搅拌均匀,成滋润团块,分坨,搓条,制丸。每丸重 9 克。分装备用。【用法】每次 1 丸,每日 2～3 次,温开水送服。【功能】补养气血、健脾安神。【主治】由心脾两虚引起的怔忡健忘、食少不寐,妇人经水过多及脾虚出血等症。【附记】引自《中华人民共和国药典》1963 年版。屡用效佳。

63. 局方牛黄清心丸

【组成】当归 675 克,川芎 585 克,甘草 2250 克,山药 3150 克,杏仁(炒)562.5 克,大枣(去核)1350 克,白术(麸炒)1125 克,茯苓 720 克,桔梗 585 克,防风 675 克,柴胡 585 克,阿胶 765 克,干姜 337.5 克,白芍 1125 克,人参 1125 克,六神曲 1125 克,肉桂 810 克,麦冬 675 克,白薇 337.5 克,蒲黄(炒)112.5 克,黄芩 675 克,大豆黄卷 817.5 克,牛黄 384.9 克,麝香 96.3 克,冰片 24.06 克,犀角(代)213.3 克,羚羊角(代)425.1 克,朱砂 1042.5 克,明雄黄 360 克。【制法】蜜丸。以上二十九味药,各依法炮制合格,称量配齐。杏仁、大枣、麦冬、牛黄、冰片、麝香、羚羊角、犀角、朱砂、雄黄单放。先将当归等十九味共轧为细粉,取部分药粉与大枣、麦冬同捣烂,晒干或低温干燥,轧为细粉,再与上余药粉和匀,将杏仁轧细,陆续掺入当归等细粉,和匀过 80～100 目细罗,再将羚羊角、犀角分别剉研为细粉。明雄黄研为细粉,朱砂研为极细粉,麝香、牛黄、冰片先后研为细粉过 100～120 目细罗。取朱砂细粉置乳钵内,依次与明雄黄、麝香、牛黄、冰片、羚羊角、犀角等细粉充分研匀,再与当归等细粉用套色法陆续配研,和匀过罗。然后取炼蜜[每 300 克药粉,约用炼蜜(112℃)330 克,和药时蜜温 70℃]与上药粉搅拌均匀,成滋润团块,分垛,搓条,制丸。每丸重 3 克。分装备用。【用法】每次 1 丸,每日 2 次,温开水送服。【功能】祛风、补虚。【主治】由心气不足引起的神志不宁,惊恐谵忘,虚烦少寐。【附记】引自《北京市中药成方选集》。屡用效佳。局方原用金箔,无朱砂。温热痛,狂躁谵语者忌用。

64. 磁 朱 丸

【组成】磁石(煅)60 克,朱砂 30 克,六神曲 120 克。【制法】糊丸。先将朱砂研为极细粉,磁石、六神曲分别轧为细粉过 80‥100

目细罗。再将朱砂细粉置乳钵内,取六神曲 75 克(下余药留作制糊用),与磁石细粉用套色法,陆续配研,和匀过罗。将上余六神曲细粉 45 克置铜锅内,以清水加热制成稠糊。取糊与上药粉充分搅拌,揉成滋润团块,分坨,搓成细条,拈为小丸。阴干,分装备用。又法:将六神曲以清水浸润,入蒸笼中蒸熟取出,干燥后轧为细粉,过罗。将磁石、朱砂,分别研为极细粉,过罗。取朱砂细粉 30 克,置乳钵内,依次与磁石细粉、六神曲细粉(酌留少量为 3%～5%作黏合剂用),用套色法陆续配研,和匀过罗。再将留用的六神曲细粉,用开水调和成稀液(或另取 40%淀粉制糊),泛为小丸,阴干,分装备用。【用法】每次 6～9 克,每日 2 次,温开水送服。【功能】镇心去翳。【主治】由心肾不足引起的心悸怔忡,惊惕失眠,内障出翳,视物朦胧等症。【附记】引自《全国中药成药处方集》。屡用效佳。忌食辛辣、油腻、烟、酒等。气虚下陷、急性眼痛、孕妇忌服。

65. 参地补心丸

【组成】高丽参 15 克,熟地黄 30 克,山萸肉 15 克,上安桂 3 克,蛤蚧尾 1 对,白术 15 克,五味子 6 克,仙鹤草 30 克,煅牡蛎 30 克,大寸冬 15 克,杭白芍 15 克。【制法】蜜丸。上药共研细末,炼蜜为丸,如梧桐子大,贮瓶备用。【用法】每次 9 克,每日早、晚各服 1 次,温开水送服。【功能】益心营、补气阴、纳肾气、平喘息。【主治】重病之后,气血受损,血不营心,所致心悸怔忡,以及短气难以平卧,舌红,脉细数。【附记】引自朱良春《章次公医案》。屡用效佳。

66. 安神补心片

【组成】丹参 60 克,五味子 30 克,石菖蒲 20 克,旱莲草 60 克,菟丝子 60 克,地黄 40 克,珍珠母 400 克,首乌藤 100 克,合欢皮 60 克,女贞子 80 克。【制法】片剂。将丹参研为细粉,余药加水煎煮 2 次,滤过,合并滤液,静置 12 小时,滤过,滤液浓缩成膏(1:6),加入细粉,拌匀,研碎用 70%乙醇制粒,加 1%硬脂酸镁拌匀,压片,包红色糖衣,片芯重 0.25 克。分装备用。【用法】口服。每次 4～6 片,每日 3 次,或遵医嘱。【功能】养血安神、滋补肝肾。【主治】头晕,耳鸣,心悸,健忘,失眠等症。【附记】引自《河南省药品标准》。屡用效佳。

67. 宁 心 丸

【组成】生黄芪 30 克,玉竹 30 克,苦参 15 克,丹参 12 克,炙甘草 2 克,灵磁石 60 克。【制法】水丸。上药共研极细末,和匀过罗,水泛为丸,如梧桐子大,贮瓶备用。【用法】每次 9～15 克,每日 3 次,温开水送服。【功能】益气养阴、安神宁心。【主治】心律失常。【加减】快速型心律失常可重用苦参,最大量至 30 克;若心律缓慢型心律失常,可去苦参。失眠者加柏子仁、夜交藤;胸闷痰多者加全瓜蒌、广郁金。【附记】引自《名医治验良方》翟惟凯方。屡用效佳。

68. 七味广枣散(丸)

【组成】广枣 450 克,肉豆蔻 75 克,丁香 75 克,木香 75 克,枫香脂 75 克,沉香 75 克,牛心粉 75 克。【制法】蜜丸。先将广枣加水煎煮 3 次,滤汁去渣,合并滤液,并加热浓缩为清膏;再将前 5 味药共研细末,与牛心粉一起掺入清膏内,搅拌均匀,干燥后研成细粉,炼蜜(药蜜比例为 10:11)为丸,每丸重 6 克。分装备用。【用法】每次 1 丸,每日 1～2 丸,温开水送服。【功能】养心、益血、安神。【主治】胸闷疼痛,心跳气短,心神不安,失眠健忘。【附记】引自《中华人民共和国药典》1985 年版。屡用效佳。

69. 八味清心沉香散

【组成】沉香 180 克,广枣 180 克,檀香 90 克,紫檀香 90 克,红花 90 克,肉豆蔻 60 克,天竺黄 60 克,北沙参 60 克。【制法】散剂。上药共研极细末,和匀过筛,贮瓶备用。【用法】每次 3 克,每日

1～2次,温开水送服。【功能】清心肺、理气、镇静安神。【主治】心肺火旺,胸闷不舒,胸胁闷痛,心跳气短。【附记】引自《中华人民共和国药典》1985年版。蒙古族验方。屡用效佳。

70. 人参琥珀丸

【组成】人参15克,琥珀15克,茯神15克,茯苓15克,菖蒲15克,远志15克,乳香7.5克,朱砂7.5克,酸枣仁7.5克。【制法】蜜丸。上药共研细末,和匀过罗,炼蜜(药蜜比例为10:10)为丸,每丸重6克,分装备用。【用法】每次1丸,每日1～2次,饭后用红枣汤送服。【功能】镇惊、定悸。【主治】夜间不寐,惊恐心悸,神志不安,精神恍惚,坐卧不宁。【附记】引自近代《杂病证治类方》。忌食辛辣食物。

71. 医典八味丸

【组成】山沉香25克,肉豆蔻15克,白胶香12.5克,诃子15克,木香12.5克,青皮12.5克,石膏12.5克,广枣15克。【制法】蜜丸。上药共研细末,和匀过罗,炼蜜(药蜜比例为10:13)为丸,每丸重10克。分装备用。【用法】每次1丸,每日2次,温开水送服。【功能】宁心安神、解郁镇痛。【主治】胸胁疼痛,心悸谵语,虚烦不安。【附记】引自《集验中成药》。屡用效佳。

72. 整 脉 膏

【组成】苦参(心律缓慢型用桂枝代)、茶树根各30克。【制法】膏药。上药共研细末,和匀过罗,用食醋适量调和成稀糊状,贮存备用。【用法】外用。用时取本膏15克,外敷于双手心劳宫穴,外加包扎固定,每日换药1次,10次为1个疗程。【功能】清心(或温心)整律。【主治】心律失常。【附记】引自程爵棠《手部疗法治百病》笔者经验方。多年使用,效果甚佳。

73. 心律十二贴

【组成】丹参、三七、檀香各 12 克,蓬莪术、广郁金各 9 克,冰片 2 克,桃仁、红花、乳香、没药、王不留行、血竭各 6 克。【制法】膏药。上药共研细末,用传统方法炼制,拌匀后用绒布制成 4 厘米×3 厘米大小的膏药,或用米醋适量调和成糊膏状。收贮备用。【用法】外用。用时将布膏药温热烊化,然后敷贴于左心俞和心前区。每周换 1 次,一般 3 或 4 张为 1 个疗程。或用醋膏贴敷亦可,需每日或隔日换药 1 次。【功能】活血、化瘀。【主治】心律失常。【附记】引自程爵棠《穴位贴敷治百病》。屡用有效。

74. 二 参 散

【组成】人参、丹参、柏子仁各等分。【制法】散剂。上药共研极细末,和匀过罗。贮瓶备用。【用法】每次 6 克。每日 2 次,以白开水冲服。【功能】补益心气,活血安神。【主治】心悸(气血亏虚型)。【附记】引自程爵棠《单方验方治百病》。屡用效佳。

75. 丹参琥珀散

【组成】丹参 30 克,琥珀 15 克或加桂枝 9 克。【制法】散剂。上药共研极细末,和匀过筛,贮瓶备用。【用法】每次 4～5 克,每日 2 次,以白开水冲服。【功能】活血、通脉。【主治】心悸(心脉瘀阻型)。【附记】引自程爵棠《单方验方治百病》。屡用效佳。

76. 桃红益母丸

【组成】桂枝 9 克,赤芍 12 克,桃仁 12 克,川芎 6 克,益母草 30 克,丹参 15 克,红花 6 克,黄芪 15 克。【制法】水丸。上药共研细末,和匀过罗,以冷开水泛为丸,如梧桐子大,贮瓶备用。【用法】每次 6～9 克,每日 3 次,饭后用温开水送服。【功能】活血、化瘀。【主治】风心病合并心律失常。【附记】引自《名医治验良方》朱锡祺方。应用数十年,治验甚多,效验颇显。

77. 抗早搏散

【组成】常山(酒炒)12克,姜半夏9克,苦参30克,炙甘草9克。【制法】散剂。上药共研极细末,贮瓶备用。【用法】每次6～9克,每日2次,饭后温开水送服。【功能】清心、化痰。【主治】频发性期前收缩,病毒性心肌炎类期前收缩尤宜。【附记】引自《名医治验良方》张笑平方。屡用有效。

78. 福寿草片

【组成】福寿草。【制法】片剂。将福寿草拣去杂质,筛去泥屑,整理后加水煮2次,头汁煎1小时,二汁煎半小时,合并滤液,并加热浓缩至每克药汁相当于生药1克为止,冷至室温。加入等量90％乙醇搅拌均匀,静置沉淀。待澄清后滤取上层清液,浓缩至比重1.30(热测)即得。将取浸膏1份和淀粉2份、糖0.4份搅拌均匀,制成颗粒,干燥,整粒,压片,即得。分装备用。【用法】口服。每次1～2片,每日2次,儿童减半,或遵医嘱。【功能】抗心律紊乱、强心、利尿、镇静安神。【主治】室性、房性、结性等各种期前收缩。对阵发性房颤亦有一定作用。亦可用于慢性心力衰竭。【附记】引自曹春林《中药制剂汇编》。屡用有效。本品不宜与洋地黄类药物同用,也不宜与钙剂同用。每日最大剂量不得超过6片。房室传导阻滞及心动过缓病人忌用。

79. 参芪口服液

【组成】黄芪50克,太子参(或红参)30克,五味子10克,麦冬20克,生地黄15克,丹参20克,葛根30克,延胡索20克,桂枝10克,酸枣仁15克,炙甘草30克。【制法】浓缩液。上药加水煎3次,滤汁;合并滤液,加热浓缩成口服液。每毫升内含生药2克。贮瓶备用。【用法】口服。每次20毫升,每日2～3次。【功能】益气滋阴、活血通阳、安神定志。【主治】期前收缩（早搏）。【加减】脉数者去桂枝加苦参15～30克；气阴虚而脉数急者，去桂枝加苦参30克，脉律正常时逐渐减少苦参用量至减去，以免苦寒太过伤脾化燥也；若胸闷、苔白润为痰气郁滞、去生地黄、麦冬，加薤白20克，法半夏、全瓜蒌各15克；若面唇淡白、舌质淡白兼血虚者，加当归15克；若为糖尿病患者，则去炙甘草，期前收缩控制后仍需坚持服药，逐步减量至完全停药需1年左右。如患者素质较佳，期前收缩控制半年后可停药以人参每日6～10克代之，切不可因期前收缩控制而贸然停药。【附记】引自《名医治验良方》郭子光方。屡用效佳。本方对冠心病、高血脂性心脏病、风湿性心脏病、充血性心力衰竭和心肌炎所致期前收缩均可用之。

80. 心动过缓方

【组成】黄芪40克，丹参20克，制附片15～30克（先煎1小时），麻黄15克，细辛10克，桂枝15克，羌活15克，淫羊藿20克，红参15克，麦冬20克，玉竹15克，炙甘草30克。【制法】浓缩液。上药加水煎3次，过滤，合并3次滤液加热浓缩成口服液。每毫升内含生药2克。贮瓶备用。【用法】口服。每次20毫升，每日2～3次。【功能】温肾通阳、益气活血。【主治】心动过缓。【加减】若胸憋闷者，是气郁也，加薤白20克；胸痛者，是气郁血痰较甚也，加郁金15克，延胡索20克；兼期前收缩而脉结代者，是气血不相接续也，加苦参20～30克（脉结代消除，逐渐减量到撤除），延胡索20克；若兼高血压肝阳上亢，则去麻黄。【附记】引自《名医治验良方》郭子光方。屡用有效，久用效佳。本病如出现"窦性停搏"或"快慢综合征"者，当以安置起搏器为妥。

81. 心动过速方

【组成】太子参30克（或西洋参6～10克），麦冬30克，五味子12克，浮小麦40克，炙甘草10克，大枣15克，黄连10克，生地黄

20 克,葛根 30 克,酸枣仁 15 克,山茱萸 50 克。【制法】浓缩液。上药加水煎 3 次,过滤,合并 3 次滤液,加热浓缩成口服液。每毫升内含生药 2 克。贮瓶备用。【用法】口服。每次 20～30 毫升,每日 2～3 次。【功能】益气养阴、清热安神、升津缓急。【主治】心动过速。【附记】引自《名医治验良方》郭子光方。屡用效佳。

82. 三合口服液

【组成】小麦 30 克,生地黄 20 克,酸枣仁、茯苓、百合各 15 克,炙甘草 10 克,知母、川芎各 6 克,大枣 7 枚。【制法】浓缩液。上药加水煎 3 次,过滤,合并 3 次滤液,加热浓缩成口服液。每毫升内含生药 2 克。贮瓶备用。【用法】口服。每次 20 毫升,每日 3 次。7 日为 1 个疗程。【功能】益气养心、养血安神。【主治】心律失常(亦称心悸怔忡)。【加减】失眠、神疲倦怠者,加辰灯(辰砂)、黄精、首乌藤、玉竹、煅牡蛎;心悸伴胸闷纳呆者,加瓜蒌皮、青皮、生山楂、丹参;心悸不安,头晕气短者,加龙齿、苦参;痰多黏稠、恶心呕吐者,加姜竹茹、姜半夏、葛根。【附记】引自《名医治验良方》王维新方。屡用效佳。治疗期间需卧床静养。忌烟酒辛辣之品。

83. 平搏复律液

【组成】小麦 40 克,太子参 30～50 克,苦参 15～30 克,丹参 15 克,麦冬 12 克,五味子、炙甘草各 6～10 克,常山(酒炒)3～6 克,大枣 5 枚。【制法】浓缩液。上药加水煎 3 次,过滤,合并 3 次滤液,加热浓缩成口服液。每毫升内含生药 2 克。贮瓶备用。【用法】口服。每次 20 毫升,每日 2～3 次,7 天为 1 个疗程。【功能】益气养阴、平搏复律。【主治】期前收缩(早搏)。【加减】情绪抑郁者,加郁金、合欢皮;血瘀者,去常山,加红花、当归;阳虚兼脉缓者,加麻黄、附子、细辛;热毒者,加菊花、黄连、金银花;阴虚兼脉数者,加生地黄、磁石、珍珠母;胸闷者,去常山,加瓜蒌皮、郁金、炒枳壳;痰浊者,五味子减量,加胆南星、紫贝齿;失眠多梦者,去大枣,加酸枣仁、首乌、甘松;气滞者,去常山,加甘松、郁金;激动传导异常者,加蜈蚣、桂枝、甘松。【附记】引自《程氏医学笔记》陈军方。屡用效佳。治疗期间应卧床休息,避免精神刺激。戒烟忌酒、绝房事。

84. 养心定悸口服液

【组成】地黄 400 克,麦冬 300 克,红参 67 克,大枣(去核)200 克,阿胶 67 克,黑芝麻 167 克,桂枝、生姜各 100 克,炙甘草 133 克。【制法】口服液。将上药加工精制成 1000 毫升口服液,贮瓶备用。【用法】口服。每次 20 毫升,每日 2 次。【功能】养血益气,复脉定悸。【主治】气虚血少,心悸气短,心律不齐,盗汗失眠、咽干舌燥、大便干结。【附记】引自《中华人民共和国药典》。屡用效佳。腹胀便溏、食少苔腻者忌服。

85. 健脑丸

【组成】当归 25 克,天竺黄、龙齿(煅)、琥珀、远志(甘草水炙)、九节菖蒲、胆南星、肉苁蓉(盐炙)、山药、枸杞子各 30 克,五味子、益智仁(盐炙)各 15 克,天麻、人参、丹参、菊花各 5 克,柏子仁 4 克,赭石 25 克,酸枣仁(炒)40 克。【制法】丸剂。上药共研细末,过 100 目筛,和匀,水泛为丸,粒重 3 克,贮瓶备用。【用法】每次 5～10 克,每日 2～3 次,饭后温开水化服。【功能】补肾健脑、养血安神。有镇静安眠作用。【主治】精血不足,心肾亏虚等引起的心悸不安、记忆力减退、腰酸乏力、头晕耳鸣、遗精早泄等症;老年人轻度认知障碍、神经衰弱、健忘症等。【附记】引自《临床验方集》。屡用效佳。

86. 安神口服液

【组成】茯苓 15 克,党参、龙眼肉各 10 克,炒枣仁 15 克,远志、菖蒲各 10 克。【制法】口服液。上药加水煎 3 次,合并 3 次滤液,加热浓缩成口服液。每毫升含生药 2 克。贮瓶备用。【用法】口服。每次 20 毫升,每日 2 次。【功能】补益心脾、养血安神。【主治】心脾两虚所致之失眠健忘、心悸怔忡、体倦食少、舌淡、脉细弱。【附记】引自《名医治验良方》谢海洲方。屡用效佳。若眩晕耳鸣、烦躁不眠者,酌加龟甲、鳖甲、龙骨、牡蛎、磁石等以滋阴潜阳,其效颇佳。

87. 芪地口服液

【组成】黄芪 15 克,大生地 24 克,炙龟甲 18 克,仙灵脾 12 克,肉桂心 0.8 克,肥知母 6 克,川黄柏 3.5 克,泽泻 6 克,指迷茯苓丸 15 克(中成药)。【制法】口服液。上药加水煎 3 次,龟甲先煎,指迷茯苓丸包煎,合并 3 次滤液:加热浓缩成口服液。每毫升含生药 2 克,贮瓶备用。【用法】口服。每次 20 毫升,每日 2 次。【功能】益气温肾、阴阳双补。佐化痰通络。【主治】由阴阳两虚所致之胸闷、心悸、肢体麻木、小便不多,苔白腻,脉细软。【附记】引自《名医治验良方》程门雪方,屡用效佳。

二、冠 心 病

1. 保心止痛散

【组成】苏合香 5 克,三七 30 克,薤白 15 克,桂枝 30 克,广郁金 30 克,延胡索 60 克。【制法】散剂。上药共研极细末,和匀过罗,贮瓶备用。【用法】每次 6～10 克,每日 2～3 次,黄酒为引,温开水送服。【功能】温阳通痹、理气活血、通络止痛。【主治】胸痹(冠心病、心绞痛),心腹痛。【附记】引自程爵棠《百病中医膏散疗法》笔者经验方。屡用特效。

2. 活血益气膏

【组成】党参、益母草、玄参各等分。【制法】膏滋。上药加水煎煮 3 次,滤汁去渣,合并滤液,并加热(文火)浓缩成膏状,收膏即得。收贮备用。【用法】每次 5 毫升(每毫升含生药 0.75 克),每日 3 次,温开水送服。【功能】益气活血、化瘀止痛。【主治】冠心病心绞痛(气虚血瘀型)。【附记】引自翁维良《杂病症治》。屡用皆效。

3. 冠通浸膏粉

【组成】党参、当归、丹参、鸡血藤、瓜蒌、薤白、红花、郁金、玄胡索各等分。【制法】散剂。先将当归按蒸馏法提尽挥发油。再将当归渣与另 8 味药合并加水浸泡后,煎煮 3 次,压榨过滤,取出药汁,合并滤液,文火浓缩,再用水浴蒸发干燥,然后烘干,研成细末,再将当归挥发油喷入细末内,拌匀,即成冠通浸膏粉,收贮备用。【用法】每次 3～5 克,每日 2 次,用白开水冲化服。【功能】益气活血、通络止痛。【主治】胸痹心痛(冠心病、心绞痛),心悸气短(气虚挟瘀型)。【附记】引自翁维良《杂病症治》。屡用皆效。

4. 参 七 散

【组成】西洋参、三七、鸡内金各等分。【制法】散剂。上药共研极细末,和匀过罗,贮瓶备用。【用法】每次 2 克,每日 3 次,空腹温开水送下。【功能】益气活血。【主治】冠心病(气阴两虚、瘀浊留滞型)。症见头晕耳鸣,口干,腰酸腿软,夜尿频数,心悸气短、胸闷,或伴有面色晦暗,夜卧不安,舌质紫暗,或有瘀斑,或舌红无苔,脉沉细数无力,尺寸脉弱。【附记】引自程爵棠《单方验方治百病》盛国荣方。屡用皆效。

5. 三 虫 片

【组成】水蛭、九香虫、土鳖虫各 3 克,郁金 9 克,茵陈 30 克。【制法】片剂。先将水蛭、九香虫、土鳖虫共研为极细末,待用;再将广郁金、茵陈加水煎煮 3 次,滤汁去渣,合并 3 次滤液,以文火浓缩成稠膏,与三虫细粉,并加入适量赋形剂(淀粉)搅拌均匀,制成颗粒,干燥,整粒,加入少量硬脂酸镁和匀,压制成片,每片重 0.5 克(含生药 2 克),分装备用。【用法】每次 4～8 片,每日 3 次,用温开水送服。【功能】活血化瘀,清热祛湿。【主治】冠心病。【附记】引自程爵棠《单方验方治百病》。屡用效佳。同时,本方对冠心病合并原发性高血压也有较好的疗效。

6. 冠心丹参丸

【组成】参三七、丹参、降香各等分。【制法】水丸。上药共研细末,冷开水泛为小丸,贮瓶备用。或制成片剂。【用法】每次 3丸。每日 3 次,温开水送服。【功能】活血、化瘀、理气。【主治】

冠心病。【附记】引自程爵棠《单方验方治百病》许少荣方。屡用效佳。

7. 雷氏通窍丸

【组成】生晒参 0.045 克，冰片 0.056 25 克，蟾酥 0.0045 克，琉梅草 9.375 克。【制法】水丸。上药共研细末，水泛为丸，一料制成 9 丸，为 1 日量。【用法】每次 3 丸，每日 3 次。当心绞痛发作时可临时服药，咀嚼或舌下含服均可。1 个月为 1 个疗程。【功能】益气、通窍。【主治】冠心病、心绞痛。【附记】引自胡熙明《中国中医秘方大全》雷德培方。屡用有效，尤以轻、中度心绞痛疗效为优。

8. 七味冠通丸

【组成】毛冬青根 2500 克，豨莶草 500 克，川红花 90 克，丹参 90 克，参三七 120 克，降香 30 克，冰片 6 克。【制法】水丸。上药共研细末，和匀过 100 目筛，冷开水泛为丸，如梧桐子大，贮瓶备用。【用法】每次 6 克，每日 3 次，以温开水送服。【功能】补肝肾、益元气、通胸痹。【主治】冠心病、心绞痛。【附记】引自胡熙明《中国中医秘方大全》解放军广州部队总医院方。屡用效佳。

9. 宽 心 丸

【组成】红人参 50 克，丹参 100 克，降香 100 克，沉香 50 克，田三七 50 克，血竭花 50 克，琥珀 50 克，朱砂（为衣）30 克。【制法】蜜丸。上药共研细末，和匀过筛，炼蜜为丸，如绿豆大小，阴干，贮瓶备用。【用法】每次 6 克，每日早、晚各服 1 次，白开水送下。【功能】活血、化瘀、理气。【主治】冠心病（气滞血瘀型）。【附记】引自李文亮《千家妙方》宋善安方。据临床观察，在辨证用药同时，辅以本方疗之，可弥补汤剂之不及，且药力持久，有巩固善后的效果，故每用能获理想之疗效。

10. 冠心逐瘀散

【组成】生蒲黄 15 克,五灵脂 15 克,元胡 15 克,生山楂 25 克,丹参 25 克,瓜蒌皮 15 克,葛根 15 克,枳壳 15 克,郁金 30 克,白芷 15 克,牛膝 15 克,七厘散 1 袋。【制法】散剂。上药共研极细末,与七厘散混匀,过筛,贮瓶备用。【用法】每次 6 克,每日 3 次,温开水送服。【功能】理气导滞,化瘀止痛。【主治】冠心病。【附记】引自《名医治验良方》赵葆昌方。屡用效佳。

11. 吴茱萸丸(一)

【组成】吴茱萸(汤浸 7 遍,焙干,微炒)30 克,炮姜 30 克,桂心 30 克,干漆(捣碎,炒炼烟出)30 克,槟榔 30 克,青橘皮(汤浸,去白瓤焙)30 克,木香 30 克,白术 30 克,当归(锉,微炒)30 克,桔梗(去芦头)30 克,附子(炮裂,去脐皮)30 克。【制法】蜜丸。上药各依法炮制合格,共研细末,和匀过罗,炼蜜为丸,如梧桐子大,贮瓶备用。【用法】每次 20 粒,以热酒送下,不拘时服,或心绞痛发作时服用。【功能】温通祛寒、理气止痛。【主治】冠心病、心绞痛或心肌梗死,症见气闷欲绝,面色青,四肢逆冷,畏寒口淡,苔白质淡,脉沉迟或弦紧或代。【附记】引自宋代《太平圣惠方》。屡用神效。阴虚火旺者忌服。《本草蒙筌》:“肠虚泄者尤忌。”

12. 高良姜散

【组成】高良姜(锉)45 克,厚朴 60 克(去粗皮,涂生姜汁炙令香熟),桂心 30 克,当归(锉碎,微炒)30 克。【制法】散剂。上药共研为极细末,和匀过筛,贮瓶备用。【用法】每次 9 克,或以水 300 毫升,煎取 180 毫升,去渣热服,不拘时服之。【功能】温里散寒、下气行滞。【主治】冠心病(里寒气滞型),症见心痛,脘胁气胀,不欲饮食,遇寒则痛,彻背掣肩,四肢厥冷,急躁,畏寒口淡,苔白质淡,脉沉迟或弦紧或代。【加减】可与枳实薤白桂枝汤合用以增强疗效。【附记】引自宋代《太平圣惠方》。屡用神效。

13. 吴茱萸散

【组成】吴茱萸(汤浸 7 遍,焙干,微炒)30 克,半夏(汤洗 7 遍,去滑)30 克,白术 30 克,白芍 30 克,鳖甲(涂醋炙令黄,去裙斓)30 克,赤茯苓 30 克,前胡(去芦头)30 克,青橘皮(汤浸,去白瓤,焙)30 克,京三棱 30 克,桂心 30 克,厚朴(去粗皮,涂生姜汁炙令香熟)30 克,槟榔 30 克,枳壳(炒微黄,去瓤)30 克。【制法】散剂。上药共研细末,和匀过筛,贮瓶备用。【用法】每次 15 克,以水 300 毫升,加生姜 4 克,大枣 3 枚,煎至 150 毫升,去渣,不拘时候,稍热服之。【功能】温化痰湿、理气宽胸。【主治】冠心病(痰气交阻型)。症见胸闷心悸,咽喉噎塞不能下食。【加减】若痛甚者,酌加降香、郁金、延胡索;若因肝郁化火者,可酌加丹皮、栀子。【附记】引自宋《太平圣惠方》。屡用神效。本方不宜与组胺受体阻断药及肾上腺素类西药同服。

14. 沉 麝 丸

【组成】没药 30 克,辰砂 30 克,血竭 30 克,木香 15 克,麝香 3 克,沉香 30 克。【制法】药汁丸。上药共研细末,以银、瓷器熬生甘草膏为丸,如皂角子大,内含生药 2 克,贮瓶备用。【用法】每次取 2～3 粒,用生姜、盐汤送下;血瘀气滞者用醋汤送下,每日 1～2 次。【功能】芳香温通、理气活血、祛瘀定痛。【主治】冠心病(寒凝气滞血瘀型)。症见刺痛有定处,面晦唇青或遇寒则痛,彻背掣肩,四肢厥冷,兼有爪甲青紫,发枯肤糙,畏寒口淡,舌质紫暗,或有瘀斑,或舌下脉络紫胀,脉涩或结代,或脉沉紧。【加减】若血瘀偏甚者,加桃仁、红花;寒凝甚者,加附子、肉桂。沉香辛温助热,阴虚火旺者慎用。【附记】引自清代沈括《苏沈良方》。本方用治淋巴结核、冠心病心绞痛、小儿麻痹后遗引起的瘫痪等,均有一定疗效。

15. 吴茱萸丸(二)

【组成】吴茱萸(炒)45克,附子(炮裂,去皮脐)60克,草豆蔻(去皮)60克,桂心(去粗皮)30克,桃仁(汤浸去皮尖,双仁炒)20克,丁香22.5克,木香15克。【制法】糊丸。上药共研细末,用陈曲糊为丸,如梧桐子大,贮瓶备用。【用法】每次20粒,米饮或煨生姜橘皮汤送下。【功能】温阳祛寒、和中降逆。【主治】急性心肌梗死后心痛伴有脘胀嗳气,呃逆,恶心欲吐,属中虚胃寒气逆者。【附记】引自明代《圣济总录》。屡用神效。

16. 无 比 丸

【组成】高良姜(炮)90克,砂仁90克,桂心(去粗皮)90克,干姜(炮)90克,赤芍药90克。【制法】糊丸。上药共研细末,和匀过罗,醋煮面糊为丸,如小弹子大,贮瓶备用。【用法】每次1丸,生萝卜1片,和药细嚼,热汤送下,不拘时候服用。【功能】温里止痛、理气活血。【主治】冠心病(寒凝血瘀型)。症见刺痛有定处,面晦唇青,或遇寒则痛,彻背掣肩,肢冷畏寒,或四肢厥冷,兼有爪甲青紫,发枯肤糙,畏寒口淡,舌质紫暗或有瘀斑,或舌下脉络紫胀,脉涩或结代,或脉沉紧。【加减】若血瘀偏甚者,加桃仁、红花、丹参。【附记】引自明代《圣济总录》。屡用神效。

17. 痞 气 丸

【组成】大乌头(炮,去皮尖)7.5克,炮附子15克,赤石脂(煨,醋淬)30克,川椒(炒出汗)30克,干姜(炮)30克,桂心15克。【制法】蜜丸。上药共研细末,和匀过罗,炼蜜为丸,如梧桐子大,朱砂为衣,贮瓶备用。【用法】每次5～7丸,渐加至10丸,用米汤送下。【功能】温里、祛寒。【主治】冠心病(阴寒内盛型)。症见心痛彻背,背痛彻心,四肢厥冷。兼有胁胀急躁,畏寒口淡,苔白质淡,脉沉迟或弦紧或代。【附记】引自宋代陈言《三因极一病证方论》。屡用神效。

18. 手 拈 散

【组成】草果 15 克,玄胡索 15 克,五灵脂 15 克,乳香 15 克,没药 15 克,沉香 15 克,阿魏 15 克。【制法】散剂。上药共研极细末,和匀过罗,贮瓶备用。【用法】每次 6 克,每日 1～2 次,煮酒调下。【功能】活血化瘀、理气止痛。【主治】冠心病(瘀血凝滞型)。症见心胸或腰胁疼痛,刺痛有定处,面晦唇青,心悸怔忡,兼有爪甲青紫,发枯肤糙,舌质紫暗或舌下脉络紫胀,脉涩或结代。【附记】引自明代《丹台玉案》。屡用神效。本方其味怪异,服后易恶心想吐,故胃气虚弱者宜少用。

19. 拈 痛 丸

【组成】五灵脂 15 克,莪术(煨)15 克,木香 15 克,当归 15 克。【制法】蜜丸。上药共研细末,和匀过罗,炼蜜为丸,如梧桐子大,贮瓶备用。【用法】每次 20 丸,每日 1～2 次,空腹用橘皮汤送服。【功能】理气、活血、止痛。【主治】冠心病(气滞血瘀型)。症见心胸阵痛,如刺如绞,固定不移,入夜尤甚,伴有胸闷心悸,面色晦暗。舌质紫暗或有瘀斑,舌下脉络青紫,脉沉涩或结代。【加减】若症情重,心痛剧者,可合用失笑散,或加乳香 10 克,没药 10 克,以增祛瘀定痛之功。【附记】引自清代《奇效良方》。屡用效佳。

20. 沉香降气散

【组成】沉香 9 克,砂仁 21 克,炙甘草 15 克,盐水炒香附 150 克,酒炒延胡索 30 克,煨净川楝子 30 克。【制法】散剂。上药共研极细末,和匀过罗,贮瓶备用。【用法】每次 6 克,每日 1～2 次,淡姜汤送下。【功能】疏肝、理气、止痛。【主治】冠心病(肝郁气滞型)。症见胸闷痛,嗳气频频,善叹息,兼有胁胀急躁,脉弦。【附记】引自清代《笔花医镜》。屡用屡验,效佳。

21. 首乌延寿丹

【组成】何首乌15克,怀牛膝9克,菟丝子9克,女贞子9克,生杜仲12克,豨莶草15克,桑叶6克,银花9克,黑芝麻9克,黑桑椹9克。【制法】蜜丸。上药共研细末,和匀过罗,炼蜜为丸,如梧桐子大,贮瓶备用。【用法】每次6克,每日3次,空腹吞服。【功能】滋阴益肾,养心安神。【主治】胸痹心痛(心肾阴虚型)。症见头晕耳鸣,面红目赤,口干舌燥,性急易怒,腰酸软,大便干结,夜尿频数,心悸气短,胸闷,夜卧不安,舌红无苔,脉沉细数无力,尺寸脉弱。【加减】本方常与杞菊地黄汤合用。若属心气虚或心之气血不足者,则可与炙甘草汤合用;津液不足,口干舌燥之症甚者,常加桑椹、麦冬、玉竹、石斛、天花粉;若心阴虚甚,盗汗心烦者,加麦冬、五味子、柏子仁、酸枣仁。【附记】引自清代《世补斋医书》。本方具有不滋腻、不寒凉、不刺激、不蛮补四大特点,故可长期服用,效果颇著。

22. 心 脉 康

【组成】生黄芪30克,丹参30克,葛根30克,山楂30克,首乌20克,川芎20克,人参10克,麦冬10克,桂枝10克,广三七6克,甘草6克。【制法】散剂。上药共研为极细末,和匀过罗,贮瓶备用。【用法】每次6克,每日3次,空腹温开水送服。【功能】补气养阴、化瘀止痛。【主治】冠心病。症见胸闷,心悸,动则胸痛,气短,急促,舌质暗红,边尖有瘀点,苔薄白,脉结代。【加减】心肾阴虚者,加枸杞、熟地黄各20克;心肾阳虚者,加制附子、肉桂各10克;瘀滞甚者,加桃仁、红花各10克;痰浊偏盛者,加瓜蒌、薤白各20克;气滞者,加枳壳、陈皮10克;血压偏高者,加天麻10克,钩藤20克;血脂高者,加大黄5克,泽泻10克;疼痛甚者,加徐长卿10

克,檀香 6 克,细辛 3 克。【附记】引自《集验中成药》秦泗明方。临床屡用,效果显著。

23. 益心通脉片

【组成】黄芪 30 克,黄精 30 克,延胡索 15 克,三七粉 3 克,土鳖虫 6 克,葛根 20 克。【制法】片剂。先将延胡索、三七粉除去杂质,洗净烘干,粉碎后过 100 目筛备用。再将余 4 味药物加水煎煮 3 次,滤汁去渣,合并滤液,并文火浓缩成稠膏后,加入以上药粉,搅拌均匀,制成颗粒,干燥,整粒,压片即得,分装备用。【用法】每次 4 片,每日 3 次,温开水送服。10 天为 1 个疗程。【功能】益气活血、祛瘀止痛。【主治】冠心病。【附记】引自《集验中成药》张恒齐方。屡用效佳。

24. 愈冠胶囊

【组成】灵芝 2 克,红参 1 克,刺五加 2 克,丹参 1 克,冰片 0.1 克,纯苏合香油 0.3 克。【制法】胶囊。先将前 5 味药共研为极细末,再喷入苏合香油,和匀,装入胶囊。收贮备用。【用法】一个月为 1 个疗程,用药 2 个疗程。第 1 个疗程每次 3 粒,每日 3 次;第 2 个疗程每次 2 粒,每日早、晚各服 1 次。温开水送服。【功能】益气养血、活血通脉。【主治】冠心病。【附记】引自《集验中成药》安跃进方。屡用效佳。

25. 参芪芎通脉散

【组成】人参 10 克,黄芪 20 克,薤白 10 克,全瓜蒌 15 克,川芎 15 克,地龙 10 克,僵蚕 10 克,延胡索 5 克,冰片 3 克,郁金 10 克。【制法】散剂。上药共研极细末,和匀过筛,贮瓶备用。【用法】每次 3～6 克,每日 2 次,温开水送下。【功能】益气温阳、活血化痰、理气止痛。【主治】冠心病(气虚血瘀型)。症见胸痛,痛有定处,气短乏力,心悸或头晕目眩,健忘,腰膝酸软,耳鸣,舌质暗或有瘀斑,脉弦细,或涩促,或沉细结代。【附记】引自《集验中成药》李明贵方。多年应用,对气虚血瘀型冠心病有较好疗效。

26. 冠心通脉散

【组成】玄胡索 15 克,三七粉 24 克,冰片 6 克,檀香 6 克,乳香 9 克,没药 9 克,薄荷 7 克。【制法】胶囊。上药共研极细末,和匀过罗,装入胶囊,分装备用。【用法】每次 2～3 粒,每日 3 次,温开水送服。1 个月为 1 个疗程。【功能】活血化瘀、理气止痛。【主治】冠心病(气虚血瘀型)。【附记】引自《集验中成药》赵治伟方。屡用效佳。

27. 冠心安丸

【组成】鸡血藤 50 克,乌梅 50 克,滑石 50 克,当归 50 克,川芎 25 克,苏木 50 克,代赭石 40 克。【制法】蜜丸。先将代赭石、滑石水飞后,共研为细末,再将余药共研为细末,与二石细粉混匀,炼蜜为丸,每丸重 10 克,分装备用。【用法】每次 1 丸,每日早、晚各服 1 次,饭后 1 小时,用温开水送下。【功能】行气活血化瘀,安神养心。【主治】胸痹(冠心病)。【附记】引自杨思澍《中国现代名医验方汇编》张金衡方。临床屡用,效果甚佳。

28. 通脉养心膏

【组成】丹参 30 克,降香 15 克,三七 15 克,人参 5 克。【制法】膏滋。上药前 2 味加水煎煮 2 次,滤汁去渣,合并滤液,用文火浓缩成清膏;再将后 2 味各研为细末,与清膏混匀,再加炼蜜 150 克收膏即得。收贮备用。【用法】每次 15 毫升,每日 3 次,白开水化服。2 周为 1 个疗程,连用 2 个疗程。【功能】益气活血、化瘀通脉。【主治】冠心病心绞痛(气血瘀阻型)。【附记】引自《集验中成药》赵世珂方。屡用效佳。

29. 心 痛 散

【组成】党参 20 克,黄芪 15 克,丹参 15 克,当归 15 克,川芎 10 克,桃仁 10 克,三七 10 克,石菖蒲 15 克,木香 10 克,黄连 9 克,白薇 15 克。【制法】散剂。上药共研极细末,和匀过罗,贮瓶备用。【用法】每次 5 克,每日 2 次,温开水送服。【功能】益气活血、化瘀通络。【主治】冠心病心绞痛(气虚血瘀型)。症见频发心绞痛,心胸憋闷,气短懒言,卧床不起,动则尤甚,舌质暗淡,脉细数。【附记】引自《集验中成药》蒋循烈方。多年应用,疗效较佳。

30. 冠心痛安胶囊

【组成】人参 10 克,麦冬 15 克,黄芪 30 克,五味子 10 克,赤芍药 30 克,川芎 30 克,檀香 30 克,枳实 10 克,水蛭 6 克,葛根 10 克,泽泻 30 克,三棱 10 克,虎杖 20 克,何首乌 20 克,炒酸枣仁 30 克。【制法】胶囊。上药除人参、水蛭外,余药加水煎煮 3 次,滤汁去渣,合并滤液,文火浓缩成稠膏状,再将人参、水蛭研为细末,掺入稠膏内搅拌均匀,烘干,研细,装入胶囊。每粒含生药约 1 克。分装备用。【用法】每次 5 粒,每日早、中、晚餐后各服 1 次,温开水送服。1 个月为 1 个疗程。【功能】益气化瘀、祛痰通络。【主治】冠心病心绞痛及高脂血症。【附记】引自《集验中成药》马丽方。多年应用,用治冠心病心绞痛和高脂血症的疗效理想。

31. 大力救心丹

【组成】人参 100 克,三七 100 克,水蛭 100 克,蟅虫 100 克,羌活 100 克。【制法】水丸。上药共研细末,和匀过筛,冷开水泛为丸,如梧桐子大,分装备用。【用法】每次 6 克,每日 3 次,温开水送服。【功能】益气通脉、活血止痛。【主治】冠心病心绞痛。

【加减】气滞血瘀型，加乌药100克，生蒲黄100克，香附100克，此为Ⅰ号方；痰浊内阻型加石菖蒲100克，郁金100克，全瓜蒌100克，此为Ⅱ号方；阴寒凝滞型，加荜茇80克，细辛20克，威灵仙100克，此为Ⅲ号方；气阴两虚型，加生地黄100克，制何首乌50克，泽泻50克，此为Ⅳ号方。【附记】引自《集验中成药》王皓光方。屡用效佳。

32. 通 痹 散

【组成】三七粉1克，丹参1.3克，水蛭1克，地鳖虫1克，瓜蒌仁1克，薤白1克，制半夏1克，琥珀1.5克，蝉蜕1克，橘叶1克，徐长卿1克，葛根1克。【制法】散剂。上药共研极细末，和匀过筛，微波消毒，贮瓶备用。【用法】每次9克，每日2次，白开水冲服。3周为1个疗程。【功能】活血化瘀、通痹止痛。【主治】冠心病心绞痛。【附记】引自《集验中成药》宝永君方。屡用效佳。

33. 血蛭心痛散

【组成】血竭0.8克，水蛭15克，人参10克，葛根粉17克，沉香粉10克。【制法】散剂。上药共研极细末（其中葛根水磨沉淀取粉），和匀过筛，贮瓶备用。【用法】每次6克，每日3次，温开水送下。【功能】活血益气、豁痰通络。【主治】冠心病稳定型心绞痛。【加减】气滞闷痛者，用香附12克，枳实15克；气虚闷痛者，用黄芪30克，绞股蓝15克；灼痛者，用太子参15克，麦冬30克，生地15克；刺痛者，用赤芍15克，红花6克，桃仁10克；绞痛者，用羌活12克，肉桂8克。以上均为煎汤送服血蛭心痛散。【附记】引自《集验中成药》陈学勤方。本散远期疗效较好，长期临床使用未见毒副作用。

34. 冠心宁膏

【组成】三七1克,川芎1克,丹参1克,瓜蒌1.5克。【制法】膏滋。将上药研为粗末,加水煎煮3次,滤汁去渣,合并滤液,文火浓缩成清膏,再加入蜂蜜适量收膏即得。收贮备用或制成干糖浆。【用法】每次9～15克。每日2～3次,白开水化服。【功能】活血补气、化瘀止痛。【主治】冠心病心绞痛。【附记】引自《名医治验良方》李秀廷方。屡用效佳。

35. 薤白心痛散

【组成】瓜蒌实18克,薤白9克,法半夏6克,丹参9克,当归尾5克,川芎5克,檀香6克。【制法】散剂。上药烘干,共研极细末,和匀过筛,贮瓶备用。【用法】每次6克,每日3次,白酒送服。【功能】活血理气、温阳通痹。【主治】心痛。【附记】引自《名医治验良方》郑孙谋方。屡用效佳。

36. 十味止痛散

【组成】细辛50克,荜茇30克,丹参40克,法半夏40克,乳香10克,没药10克,川红花20克,白胡椒(或用桂枝20克)10～20克,冰片10～20克。【制法】散剂。上药共研细末,和匀过筛,贮瓶备用,勿泄气。【用法】每次5克,每日2～3次,水、酒各半送服。外用:用时取药粉适量,用医用纱布包裹两袋,分敷神阙穴和阿是穴(心前区压痛点),外用胶布固定。痛甚者,令患者加用鼻闻吸药气。【功能】行气活血、散寒化瘀、通络止痛。【主治】冠心病。【附记】引自程爵棠《百病中医鼻脐疗法》。多年使用,确有一定效果,止痛尤佳。内外并治,效果颇著。

37. 温阳通脉散

【组成】桂枝9克,熟附块10克,丹参15克,瓜蒌皮15克,益母草 15 克,当归 12 克,红花 6 克,川芎 6 克,枳壳 6 克,青木香 6 克,降香 3 克。【制法】散剂。上药共研为极细末,和匀过罗,贮瓶备用。【用法】每次 6 克,每日 2 次,温开水送服。【功能】温阳通脉,行气宽胸。【主治】冠心病心绞痛,心肌梗死。【加减】如自汗气短,脉细数,有心阳欲脱表现者,加人参 15 克,另煎服;胸痛剧烈者,加失笑散 12 克;怔忡不寐者,加紫石英 30 克,琥珀 1.5 克;烦热口干,大便难者,加黄连 4.5 克,生首乌 30 克。【附记】引自《名医治验良方》吴圣农方。屡用效佳。

38. 冠脉再通丹

【组成】鹿茸 60 克,人参 60 克,红花 60 克,龟甲 90 克,瓜蒌 90 克,薤白 90 克,陈皮 90 克,山楂 90 克,田七 30 克,琥珀 20 克,水蛭 10 克。【制法】胶囊。上药共研细末,和匀过罗,装入胶囊,收贮备用。【用法】每次 5 粒,每日 3 次,饭后温开水送服。连续服用 30 天为 1 个疗程,服药 3 个疗程。【功能】滋阴助阳、通脉宣痹。【主治】冠心病心绞痛。症见心前区闷痛,每天发作 1～2 次,尤其在活动劳累后加重,伴有气短,头晕耳鸣,腰酸腿软,舌质淡青,苔白,脉弦紧。【附记】引自《集验中成药》陈国庆方。屡用良效。服药期间忌食辛腻食物,保持七情调畅,劳逸适度。

39. 宣痹止痛散

【组成】红参 50 克,丹参 100 克,川芎 100 克,田三七 100 克,郁金 100 克,沉香 50 克,麻黄 30 克,附子 50 克,细辛 30 克,延胡索 100 克,炙甘草 100 克,冰片 30 克。【制法】散剂。先将前 11 味药烘干,共研为细末,再加入冰片,研匀,装瓶备用,封严,勿令泄气。【用法】每次 1～3 匙(为 2～6 克),每日早、晚饭前各服 1 次,温开水冲服。【功能】芳香温通、化瘀止痛。【主治】冠心病心绞痛。【附记】引自杨思澍《中医现代名医验方汇编》乔保钧方。临床屡用,疗效确切。所以用散剂者,取其立可冲服,获效神速。

40. 冠心通丸

【组成】人参 10 克,姜黄 10 克,生蒲黄 10 克,川芎 10 克,半夏 10 克,淫羊藿 15 克,瓜蒌皮 15 克,黄芪 20 克,细辛 3 克,黄连 3 克。【制法】水丸。上药共研为细末,和匀过筛,冷开水泛为小丸,贮瓶备用。【用法】每次 6 克,每日 3 次,温开水送服。4 周为 1 个疗程。【功能】扶元固本、祛痰化瘀、通痹止痛。【主治】冠心病心绞痛。【附记】引自《集验中成药》。阚方旭方。屡用皆验。

41. 心脑活血丸

【组成】生黄芪 60 克,丹参 30 克,川芎 15 克,赤芍 15 克,桃仁 12 克,红花 15 克,生蒲黄 12 克,参三七 10 克,血竭 12 克,瓜蒌 15 克,茯苓 15 克,桑寄生 30 克,麦冬 30 克,玉竹 30 克,延胡索 12 克,麝香 0.15 克,酒军 12 克。【制法】蜜丸。先将参三七、血竭、麝香分别研成细粉;再将余药共研成细粉,与参三七等三味细粉混合均匀,过 80～100 目细罗,即加入等量之蜂蜜,炼蜜为丸,每丸重 6 克,消毒,玻璃纸包装密封,20 丸为一包备用。【用法】每次 3 丸,每日 3 次,饭后白开水送服。3 个月为 1 个疗程,停药 1 个月。视病情再服第 2 个疗程。可连服 2～3 个疗程。如病情急性发作。可立即服 4～5 丸,以应急需。【功能】益气活血化瘀、条达气机、通畅血流。【主治】冠心病、心绞痛(心血瘀阻型)。症见心胸阵痛,如刺如绞,固定不移,入夜为甚,伴有胸闷心悸,面色晦暗,舌质紫暗,或有瘀斑,舌下络脉青紫,脉沉涩或结代。【附记】引自《中国当代名医验方大全》赵棣华方。屡用效佳。

42. 五香广枣丸

【组成】广枣 70 克,肉豆蔻 60 克,广木香 35 克,紫檀香 30 克,白檀香 30 克,丁香 30 克,红花 30 克,牛黄 20 克,石膏 20 克,红盐 15 克,栀子 15 克,白云香 15 克,阿魏 10 克。【制法】蜜丸。上药共研细末,和匀过筛,炼蜜为丸,每丸重 3 克,分装备用。【用法】每次 1 丸,每日 1～3 次,温开水送服。【功能】补益心气、宣痹止痛。【主治】冠心病(气滞血瘀型)。症见刺痛有定处,面晦唇青,心悸怔忡,兼有爪甲青紫,发枯肤糙,舌质紫暗或有瘀斑,或舌下脉络紫胀,脉涩或结代。【加减】血瘀甚者,可加大活血化瘀药用量,并加用当归、三七。【附记】引自《名老蒙医经验选编》蒙古族验方。多年应用,疗效确实。

43. 琥珀参七散

【组成】人参 30 克,田三七 20 克,丹参 60 克,琥珀 15 克,冰片 3 克。【制法】散剂。上药共研极细末,和匀过罗,贮瓶备用,勿泄气。【用法】每次 3 克,每日 2 次,温开水送服。【功能】活血化瘀、养心安神。【主治】冠心病、胸痛、胸闷(心血瘀阻型)。症见心胸阵痛,如刺如绞、固定不移,入夜为甚,伴有胸闷心悸,面色晦暗,夜寐欠安,舌质紫暗,或有瘀斑,舌下络脉青紫,脉沉涩或结代。【加减】若证情重,心痛剧者,可合用失笑散或加乳香、没药各 10 克;若证情较轻者,可改用丹参饮加减治疗。【附记】引自《集验中成药》王武兴献土家族验方。屡用效佳。

44. 七 香 散

【组成】三七 20 克,降香 30 克,延胡索 30 克,川芎 20 克,丹参 50 克。【制法】散剂。上药共研极细末,和匀,贮瓶备用。【用法】每次 6 克,每日 2～3 次,温开水送下。【功能】活血化瘀、行气止痛。【主治】冠心病心绞痛(气滞血瘀型)。症见刺痛有定处,面晦唇青,心悸怔忡,兼有爪甲青紫,发枯肤糙,舌质紫暗,或有瘀斑,或舌下脉络紫胀,脉涩或结代。【加减】心虚惊悸,用养心汤;脾虚疲倦,用归脾汤;食欲缺乏,用白术、厚朴、陈皮煎汤;大冷、恶寒者,用炮附子煎汤送服。【附记】引自《集验中成药》彝族验方。屡用效佳。

45. 六味冠心散

【组成】女贞子 30 克,丹参 30 克,枸杞子 15 克,何首乌 15 克,泽泻 10 克,川芎 10 克。【制法】散剂。上药共研极细末,贮瓶备用。【用法】每次 15～30 克,每日 2 次,白开水冲服。【功能】滋阴柔肝、养心安神。【主治】冠心病心绞痛(肝肾阴虚挟瘀型)。症见头晕耳鸣,口干,腰腿酸软,夜尿频数,心悸气短,胸闷,夜卧不安,心烦易怒,面部烘热,手足心热,舌红无苔,脉沉细数无力,尺寸脉弱。【加减】若心阴虚甚,盗汗心烦者,加麦冬 30 克,五味子 10 克,柏子仁 30 克,酸枣仁 30 克。【附记】引自《集验中成药》。屡用有效。

46. 芪 术 散

【组成】炙黄芪 12 克,桂枝 5 克,炒白芍 10 克,制川朴 5 克,制苍术 10 克,川芎 6 克,制香附 10 克,片姜黄 6 克,鸡内金 10 克,砂仁 2 克,陈皮 5 克,山楂 10 克。【制法】散剂。上药共研末,和匀,贮瓶备用。【用法】每次 15 克,每日 2 次,水煎服。【功能】芳香醒脾、燥湿止痹。【主治】胸痹心痛(湿浊蕴结型)。症见形体肥胖,胸部闷痛,阴雨天加重,脘腹痞胀,纳呆,口黏恶心,头晕沉重,便软不爽,小便浑浊,饮食后易猝然心痛,苔白黏腻,脉濡缓。【加减】湿热偏重,少加黄连、黄芩、茵陈。【附记】引自《集验中成药》民间验方。屡用效佳。

47. 十味心痛散

【组成】制附子 15 克,黄芪 15 克,麦冬 15 克,党参 15 克,丹参 15 克,茶树根 30 克,益母草 30 克,仙灵脾 12 克,黄精 12 克,甘草 6 克。【制法】散剂。上药共研极细末,和匀,贮瓶备用。【用法】每次 6 克,每日 3 次,温开水送服。【功能】益气养阴、温通止痛。【主治】冠心病心绞痛(气阴两虚型)。症见胸中绞痛或心前区隐隐作痛,气短乏力,神疲自汗,兼见面色无华,纳差胃胀,头晕乏力,心烦多梦,腰酸膝软,舌红少苔,脉沉细或弦细。【附记】引自《集验中成药》民间验方。屡用效佳。

48. 心 宁 片

【组成】丹参300克,槐花150克,川芎150克,三七54克,红花150克,降香150克,赤芍150克。【制法】片剂。依法制成片剂,分装备用。【用法】每次6～8片,每日3次,温开水送服。【功能】理气止痛、活血化瘀。【主治】冠心病心绞痛(心血瘀阻型)。症见胸闷心悸,心痛如刺,痛引肩背内臂,唇舌紫暗,脉细涩或结代。【附记】引自《中药成方制剂》。屡用效佳。尤其对老年冠心病有较好疗效,对胸闷胸痛的改善尤为显著。孕妇忌服,对月经过多及出血性疾病慎用。

49. 保心宁片(胶囊)

【组成】丹参干浸膏111克,当归干浸膏55克,枳壳干浸膏55克,三七67克。【制法】胶囊。先将三七研为细粉,与丹参、当归、枳壳干浸膏同研细和匀,装入胶囊或依法制成片剂。分装备用。【用法】每次3～6粒(或片),每日3次,温开水送服。【功能】活血化瘀、行气止痛。【主治】冠心病心绞痛,心律失常(气滞血瘀型)。症见心胸隐痛或刺痛,胸闷脘痞,舌质暗苔薄,脉弦涩。【附记】引自《中药成方制剂》。屡用效佳。

50. 冠心丹参片

【组成】丹参200克,田三七200克,降香油1.75毫升。【制法】片剂。依法制成片剂,分装备用。【用法】每次3片,每日3次,温开水送服。【功能】活血化瘀、理气止痛。【主治】冠心病(气滞血瘀型)。症见胸闷,胸痹,痛有定处,心悸气短,舌质暗红或有瘀点瘀斑,脉涩或弦紧。【附记】引自《中药成方制剂》。屡用效佳。忌食肥甘和饮酒。孕妇忌服,月经期及出血性疾病慎用。

51. 冠脉宁片

【组成】丹参 112.5 克,没药(炒)25.5 克,鸡血藤 112.5 克,血竭 25.5 克,延胡索(醋制)45 克,当归 45 克,郁金 45 克,制何首乌 75 克,桃仁(炒)30 克,黄精(蒸)75 克,红花 30 克,葛根 112.5 克,乳香(炒)25.5 克,冰片 4.5 克。【制法】片剂。依法制成片剂,分装备用。【用法】口服。每次 5 片,每日 3 片,或遵医嘱。【功能】活血化瘀、行气止痛。【主治】冠心病心绞痛,冠状动脉供血不足(血瘀气滞、瘀血痹阻型)。症见胸部刺痛,固定不移,入夜更甚心悸不宁,舌质紫暗,脉沉弦。【附记】引自《卫生部药品标准》。屡用效佳。孕妇忌服,月经过多及有出血倾向者忌用。瘀血轻证不宜用。

52. 心益好片

【组成】冰片 10.24 克,生晒参 8.3 克,三七 66.66 克,猪牙皂 10.42 克,蟾酥 0.83 克,琉璃草 1220 克,路路通 166.6 克。【制法】片剂。依法制成片剂,分装备用。【用法】每次 3 片或 4～6 片,每日 3 次,或舌下含服。【功能】活血化瘀,行气止痛,益心宁神。【主治】冠心病心绞痛(瘀血痹阻兼心气不足型)。症见心胸绞痛闷痛,痛有定处,胸闷,心悸气短,乏力,舌质淡暗或有瘀斑,脉细缓涩或结代。【附记】引自《中药成方制剂》。屡用效佳。孕妇及有出血倾向者忌服。

53. 心可舒胶囊

【组成】山楂 375 克,丹参 375 克,葛根 375 克,三七 25 克,木香 25 克。【制法】胶囊。上药共研细末,和匀过筛,装入胶囊,分装备用。【用法】口服。每次 4 粒,每日 3 次或遵医嘱。【功能】活血化瘀、行气止痛。【主治】冠心病(气滞血瘀型)。症见胸闷,心绞痛,痛处固定,心悸气短,高血压,头晕头痛,颈项疼痛及心律失常,高血脂,舌质紫暗或有瘀斑,脉弦涩或结代。【附记】引自《卫生部药品标准》。屡用有效。孕妇及有出血倾向者忌服。心阳虚患者慎用。

54. 冠 心 膏

【组成】丹参 100 克,川芎 100 克,当归 100 克,红花 50 克,没药 37.5 克,丁香 37.5 克,乳香 37.5 克,降香 37.5 克,樟脑 25 克,二甲苯麝香 12.5 克,薄荷脑 25 克,盐酸苯海拉明 5 克,冰片 50 克。【制法】膏药。麻油熬,黄丹收,分摊备用。【用法】外用。温热化开,贴于膻中、心俞及虚里穴,每次任选两穴,各贴一片,隔 12～24 小时更换。15～30 天为 1 个疗程。【功能】活血化瘀、行气止痛。【主治】冠心病心绞痛(心血瘀阻型)。症见心胸闷痛、绞痛,痛处固定,甚则胸痛彻背,胸闷心悸,面唇晦暗,舌紫暗,脉弦涩。【附记】引自《中药成分制剂》。本方可作预防和治疗之用,屡用效佳。孕妇及对胶布过敏者忌用。有出血性疾病及出血倾向者慎用。

55. 解心痛片(一)

【组成】瓜蒌 360 克,香附 180 克,淫羊藿 180 克。【制法】片剂。依法制成片剂,分装备用。【用法】每次 6～8 片,每日 3 次,温开水送服。【功能】宽胸理气、通脉止痛。【主治】冠心病(痰浊气滞、痹阻心脉型)。症见胸闷重,心胸隐痛,痰多气短,倦怠乏力,口黏,苔白腻,脉弦滑。【附记】引自《中药成方制剂》。屡用效佳。忌食肥甘厚味。

56. 冠心苏合胶囊

【组成】苏合香 50 克,冰片 105 克,乳香(制)105 克,檀香 210 克,青木香 210 克。【制法】胶囊。上药共研细末,和匀过筛,装入胶囊,分装备用。也可制成滴丸。【用法】每次 1～2 粒,每日 1～3 次,含服或咽服。也可临睡前或发病时服用。滴丸:每次 10～15 丸,每日 3 次。宜饭后服用。【功能】理气、宽胸、止痛。【主治】冠心病心绞痛,心肌梗死(气滞寒凝、心脉不通型)。症见猝然心痛如绞,心痛彻背,或背痛彻心,胸闷憋气,甚则手足不温,冷汗自出,苔白,脉沉紧。【附记】引自《中华人民共和国药典》1977 年版。屡用效佳。本方只可暂服,不宜长期服用。孕妇禁用,脱证及热闭忌用。对本品(方)有过敏反应者忌用。有消化性溃疡者慎用。

57. 康尔心胶囊

【组成】三七 150 克,人参 80 克,麦冬 80 克,丹参 120 克,枸杞子 150 克,何首乌 120 克,山楂 230 克。【制法】胶囊。上药共研细末,和匀过筛,装入胶囊,分装备用。【用法】每次 4 粒,每日 3 次,温开水送服。【功能】益气活血,滋阴补肾。增加冠脉血流量,降低血脂。【主治】冠心病(气阴两虚、血脉瘀阻型)。症见心胸隐痛时作,胸闷,心悸,气短,倦怠乏力,头晕腰酸,五心烦热,口干口苦,自汗盗汗,面色少华,舌嫩红,或有瘀斑瘀点,脉细弱或细数,甚或结代。【附记】引自《中药成方制剂》。屡用效佳。对稳定型、初发型心绞痛的有效率在 90% 以上,对多种心律失常均有效。而且血清胆固醇、甘油三酯含量均有显著改善。实邪痰热,阴虚阳亢者忌服。忌食油腻生冷食物。

58. 熊胆救心丹

【组成】熊胆 2 克,蟾酥 16.7 克,冰片 20 克,麝香 2 克,人参 67 克,珍珠 34 克,牛黄 5 克,猪胆膏 15 克,水牛角浓缩粉 16.7 克。【制法】胶囊。上药共研细粉,和匀过筛,装入胶囊,分装备用。【用法】每次 2 粒,每日 3 次,温开水送服。【功能】强心益气、开窍止痛、清心解毒。【主治】胸痹心痛(心气不足型)。症见心胸隐痛阵作,胸闷气短,心悸,动则益甚,倦怠乏力,神疲自汗,面色苍白等。【附记】引自《中药成方制剂》。屡用效佳。本品含有强心有毒药物,按医嘱服用,不宜擅自加量。又本品气香味苦,服后口舌有麻辣感。小儿及孕妇忌服。忌食辛辣食物。

59. 蟾麝救心丸

【组成】牛黄 100 克,麝香 10 克,珍珠 400 克,蟾酥 100 克,红参 60 克,三七 300 克,冰片 100 克,猪胆膏 100 克,广角 10 克,赭石 50 克,水牛角浓缩粉 100 克,丹参提取物 100 克。【制法】胶囊。上药共研细粉,和匀过筛,装入胶囊,分装备用。【用法】每次 2～3 粒,每日 3 次,温开水送服。【功能】强心益气、活血化瘀、开窍止痛,扩张冠状动脉,改善心肌供氧,增强心脏功能。【主治】冠心病(心气不足、心血瘀阻型)。症见心胸疼痛(心绞痛),日久不愈,痛有定处,胸闷气短,心悸不安,动则益甚,神疲乏力,眩晕自汗,舌质淡紫,舌体胖边有齿痕,苔薄白,脉虚细涩或结代。【附记】引自《中药成方制剂》。屡用效佳。本品含强心有毒药物,按医嘱服用,不宜擅自加量。又本品气香味苦,服后口舌有麻辣感。忌食辛辣之物。小儿及孕妇忌服;月经期慎用。

60. 保 心 片

【组成】三七 45 克,丹参 540 克,川芎 360 克,山楂 450 克,制何首乌 157.2 克,何首乌 292.5 克。【制法】片剂。依法制成片剂。分装备用。【用法】每次 4～6 片,每日 3 次,温开水送服。【功能】滋补肝肾,活血化瘀。【主治】冠心病(肝肾不足、瘀血阻络型)。症见心胸疼痛,胸闷不舒,腰膝酸软,头晕耳鸣,虚烦不寐,便秘,舌暗红或有瘀斑,苔薄,脉沉,细涩。【附记】引自《卫生部药品标准》。屡用效佳。孕妇忌服。脾虚便溏及痰湿较重者不宜服用。

61. 通脉养心丸

【组成】地黄 100 克,鸡血藤 100 克,麦冬 60 克,甘草 60 克,制何首乌 60 克,阿胶 60 克,五味子 60 克,党参 60 克,龟甲(醋制)40 克,大枣 40 克,桂枝 20 克。【制法】枣汁丸。上药除大枣外,共研细末,和匀过罗,再将大枣加水煎取浓汁,入药粉调和为丸,如梧桐子大,收贮备用。【用法】每次 40 粒,每日 1～2 次,温开水送服。【功能】养心补血、通脉止痛。【主治】冠心病(阴血亏虚、心气虚弱型)。症见心胸隐痛(心绞痛),心律不齐,心悸怔忡,气短,倦怠乏力,五心烦热,盗汗自汗,舌红少苔,脉细弱或结代。【附记】引自《中药成方制剂》。屡用效佳。实邪痰湿者忌服。

62. 脉君安片

【组成】钩藤 1470 克,葛根 549 克,氢氯噻嗪 1.5 克。【制法】片剂。依法制成片剂。分装备用。【用法】每次 4～5 片,每日 3～4 次,温开水送服。【功能】平肝息风、解痉止痛。【主治】高血压症,头痛,眩晕,颈项强痛,失眠心悸,冠心病。【附记】引自《中药成方制剂》。屡用效佳。同时用于冠心病伴高血压者,疗效颇佳。

63. 速效活心丹

【组成】麝香 5 克,苏合香油 10 克,冰片 5 克,三七 50 克,生蒲黄 30 克,甲珠 30 克,当归、薤白、五味子各 50 克,川芎 30 克,丹参 150 克,生山楂 100 克,葛根 75 克,香附 30 克,延胡索 50 克,瓜蒌 50 克,郁金 30 克,生甘草 50 克。【制法】胶囊。先将甲珠前 6 味药共研极细末,再将当归后余药,经炮制后,加水煎煮 2 次,滤汁去渣,合并滤液,加热浓缩成膏,与上述药粉混合均匀后干燥,研细和匀,装入胶囊内,分装备用。【用法】每次 4～6 粒,每日 4 次,用白开水送下。【功能】活血化瘀、通经止痛、降脂降压、开窍宁神。【主治】冠心病（气滞血瘀型）。【附记】引自程爵棠《秘方求真》车家生方。临床屡用，奏效颇捷，效佳。

64. 益气活血膏

【组成】人参 100 克，党参 150 克，黄芪 300 克，茯苓 150 克，五味子 100 克，桂枝 100 克，炙甘草 100 克，当归 150 克，川芎 150 克，赤芍药 150 克，桃仁 100 克，三七粉 50 克，葛根 200 克，丹参 200 克，阿胶 200 克。【制法】膏滋。上药除阿胶、三七粉外，其余药物加水煎煮 3 次，滤汁去渣，合并滤液，加热浓缩为清膏，调入三七粉，再将阿胶加适量黄酒浸泡后隔水炖烊，冲入清膏，和匀，最后加蜂蜜 300 克，收膏即成。收贮备用。【用法】每次 15～30 克，每日 2 次，白开水调服。【功能】益气养阴、活血化瘀。【主治】冠心病（气虚血瘀型）。症见心痛时轻时重，劳累后易发，乏力气短，心悸，自汗等。【加减】如心悸甚者，加生龙骨 300 克，生牡蛎 300 克；如胸闷不畅者，加枳壳 300 克，瓜蒌皮 150 克。【附记】引自汪文娟《中医膏方指南》。屡用效佳。同时要做好自我调摄：一是注意保持心情舒畅，避免情绪刺激；二是注意起居有常，寒温适宜；三是饮食宜清淡，避免膏粱厚味，尤其晚餐不宜过饱。

65. 滋阴活血膏

【组成】生地黄 200 克，熟地黄 200 克，当归 150 克，川芎 150 克，赤芍药 150 克，桃仁 100 克，三七粉 50 克，丹参 300 克，女贞子 200 克，枸杞子 200 克，旱莲草 200 克，五味子 100 克，阿胶 200 克，龟甲胶 100 克。【制法】膏滋。上药中除龟甲胶、阿胶、三七粉外，余药加水煎煮 3 次，滤汁去渣，合并滤液，加热浓缩为清膏，调入三七粉，再将阿胶、龟甲胶分加适量黄酒浸泡后隔水炖烊，冲入清膏和匀，最后加蜂蜜 300 克收膏即成。收贮备用。【用法】每次 15～30 克，每日 2 次，白开水调服。【功能】滋阴养心、活血化瘀。【主治】冠心病（阴虚瘀阻型）。症见心痛时轻时重，劳累后易发，心悸烦闷,失眠多梦,腰酸耳鸣,口干,便秘等。【加减】如失眠心悸甚者,加炒枣仁 300 克,柏子仁 100 克,如头昏眼花明显者,加天麻 150 克,黄精 150 克,何首乌 200 克。【附记】引自汪文娟《中医膏方指南》。屡用效佳。

66. 温通活血膏

【组成】肉桂 30 克,枳实 150 克,薤白 200 克,桂枝 150 克,细辛 50 克,干姜 50 克,川芎 150 克,赤芍药 150 克,黄芪 300 克,当归 150 克,丹参 200 克,党参 200 克,附子 60 克,鹿角胶 150 克,阿胶 100 克。【制法】膏滋。上药中除鹿角胶、阿胶外,余药加水煎煮 3 次,滤汁去渣,合并滤液,加热浓缩为清膏,再将鹿角胶、阿胶加适量黄酒浸泡后隔水炖烊,冲入清膏和匀,最后加蜂蜜 300 克,收膏即成。收贮备用。【用法】每次 15～30 克,每日 2 次,白开水调服。【功能】温阳散寒,活血通痹。【主治】冠心病(胸阳痹阻型)。症见心痛彻背,遇寒加剧,得温痛减,形寒肢冷,面色㿠白,甚则喘而不得卧等。【加减】如心痛欲死,眼前发黑者,急服苏合香丸或麝香保心丸。如心悸气短者,加生晒参 50 克,红参 15 克。【附记】引自汪文娟《中医膏方指南》。屡用效佳。

67. 苏合香丸

【组成】诃子肉 30 克,檀香 30 克,木香 30 克,安息香 30 克,丁香 30 克,荜茇 30 克,香附(醋炙)30 克,乳香(醋炙)30 克,沉香 30 克,犀角(代)30 克,朱砂 30 克,麝香 22.5 克,冰片 15 克,苏合香油 15 克。【制法】蜜丸。上药依法炮制合格,称量配齐。先将犀角锉研为细粉,朱砂研为极细粉,麝香、冰片先后研细,过 80～100 目细罗,其余药(除苏合香油外)诃子肉等九味药,共轧为细粉,过 80～100 目细罗。再取朱砂细粉置乳钵内,陆续与麝香、冰片、犀角细粉研匀,再与诃子肉等细粉用套色法陆续配研,和匀过罗,然后取炼蜜〔每 300 克药粉,约用炼蜜(114℃)282

克,和药时蜜温70℃]和苏合香油15克溶化,与上述药粉搅拌均匀,成滋润团块,分坨,搓条,制丸,每丸重3克,分装备用。【用法】每次1丸,每日1～2次,温开水送服。【功能】芳香、开窍。【主治】由气闭气神不展引起中风惊痫,痰厥,神识昏迷及突然心痛。因气闭引起的冠状动脉性心脏病,可以选用。【附记】引自《全国中药成药处方集》。屡用效佳。孕妇忌服。本方出自《和局方》,原方减白术。

68. 冠心苏合丸

【组成】檀香630克,青木香630克,乳香(炙)315克,朱砂315克,冰片315克,苏合香315克。【制法】蜜丸。先将朱砂研为极细末(或用水飞法),冰片研为细粉。余药除苏合香外,共轧为细粉,和匀过80～100目细罗。再取朱砂细粉置乳钵内,加入冰片细粉研匀,取檀香等细粉用套色法,陆续配研,和匀过罗。然后取炼蜜[每300克药粉,约用炼蜜(118℃)270克,和药时蜜温80℃]和苏合香和匀,与上药粉搅拌均匀,成滋润团块,分坨,搓条,制丸,每丸重1.5克,分装备用。【用法】每次1丸,每日3次,含服或咀嚼后咽服。也可在临睡前或发病时服用。【功能】芳香开窍、理气止痛。【主治】由冠状动脉病变引起的心绞痛、心肌梗死、胸闷等症。【附记】引自中医研究院中药研究所《中药制剂手册》(上海方)。屡用效佳。

乳香制法:将乳香入锅内,文火烊化,撩去杂质,去油即得。

69. 参 蛭 丸

【组成】红参、水蛭、参三七各等分。【制法】胶囊。上药共研细末,和匀,装入胶囊内。分装备用。【用法】每次5粒(约2克),每日3次,温开水送服。【功能】益气、活血、化瘀。【主治】冠心病、心绞痛。【附记】引自《中国当代中医名人志》何止湘方。屡用效佳。

70. 冠心止痛丸

【组成】安息香、乳香、檀香、甘松、山奈、川芎、丹参、琥珀各等分,朱砂、冰片各适量。【制法】水丸。上药共研细末,和匀过筛,冷开水泛为丸,如梧桐子大,贮瓶备用。【用法】每次 1～1.5 克,每日 1～2 次,温开水送服。【功能】理气活血、化瘀止痛。【主治】冠心病,心绞痛。【附记】引自《中国当代中医名人志》曾学文方。屡用效佳。

71. 葶 苈 散

【组成】葶苈子适量。【制法】散剂。上药研为细末,贮瓶备用。【用法】每次 5 克,每日 3 次,饭后温开水送服。【功能】强心利尿、减轻心衰。【主治】心力衰竭。【附记】引自程爵棠《单方验方治百病》张存悌方。屡用效佳。服药后可使心肌收缩力加强,增加输出血量,减轻心衰,是一味抗心衰效药。

72. 加味葶苈散

【组成】葶苈子 50 克,丹参 15 克,枳实 15 克。【制法】散剂。上药共研极细末,贮瓶备用或装胶囊。【用法】每次 6～10 克,每日 3 次,温开水送服。【功能】强心利尿、活血理气。【主治】充血性心力衰竭。【附记】引自《案验百病良方》。本方药专力宏,效果甚佳。

73. 健 心 丸 (一)

【组成】黄芪 24 克,党参 12 克,黄精 15 克,麦冬 15 克,丹参 20 克,川芎 12 克,赤芍 12 克,郁金 12 克,葛根 15 克,淫羊藿 9 克。【制法】水丸。上药共研细末,水泛为丸,如梧桐子大,贮瓶备用。【用法】每次 9～15 克,每日 2～3 次,温开水送服。【功能】益气助阳、活血养阴。【主治】急性心肌梗死。【附记】引自《集验中成药》。屡用效佳。本方能降低血脂,改善血液黏稠度,预防血栓形成。同时,用来治疗急性心梗伴休克,心衰,心律失常效果良好,可提高治愈率,恢复率可达92%以上。

74. 参附救心散

【组成】红参10克,制附子15克,蛤蚧1对,白芷10克,淫羊藿15克,炙甘草10克,罂粟壳10克,丹参60克。【制法】散剂。上药共研极细末,和匀过筛,贮瓶备用。【用法】每次15～30克,每日2次,用白开水冲服。【功能】回阳救逆、纳气活血。【主治】冠心病,心肌梗死。症见胸痛剧烈,反复发作,甚则持续不休,伴心悸,呼吸困难,面色苍白,冷汗淋漓,四肢厥冷,但欲寐,舌紫暗,脉微细或结代。【加减】若心动过速,或伴室早、房早等心律不齐者,加北五加皮10克,仙鹤草15克,紫草30克,疗效很好。【附记】引自《集验中成药》。屡用效佳。

75. 抗心梗散

【组成】西洋参20克,白术10克,茯苓20克,半夏10克,陈皮10克,薤白10克,石菖蒲10克,郁金15克,制附片15克,桃仁10克,红花10克,沉香6克,砂仁6克,厚朴15克,猪苓10克,泽泻15克,生姜10克,炙甘草10克。【制法】散剂。上药共研极细末,和匀过筛,贮瓶备用。【用法】每次15～30克,每日3次,白开水冲服。【功能】回阳救逆、活血化瘀、开窍利水。【主治】心肌梗死合并休克。症见神识不清,甚至重度昏迷,二便闭塞,四肢发凉,血压在5.33千帕以下,脉结代。【附记】引自《集验中成药》。多年应用,屡起沉疴,颇多效验。若病情危急者也可改用汤剂,每日1剂,水煎服。

76. 强 心 丸

【组成】黄芪40克,丹参20克,党参20克,制附子15克,红花15克,川芎15克,白术15克,当归15克,泽泻15克,酸枣仁10

克,远志 10 克,桂枝 10 克。【制法】水丸。上药共研细末,和匀过筛,水泛为丸,如绿豆粒大,贮瓶备用,勿泄气。【用法】每次 6 克,每日 3 次,温开水送服。【功能】温阳益气、活血安神。【主治】慢性心力衰竭。【附记】引自《集验中成药》。屡用皆效。

77. 强心大补膏

【组成】人参 20 克,黄芪 300 克,当归 150 克,川芎 100 克,麦冬 150 克,玉竹 150 克,五味子 50 克,桂枝 50 克,仙灵脾 200 克,山楂 150 克,益母草 150 克,茯苓 200 克,泽泻 200 克,葶苈子 250 克。【制法】膏滋。上药加水煎煮 3 次,滤汁去渣,合并滤液,以文火浓缩成清膏,再加蜂蜜 300 克收膏即得。收贮备用。【用法】每次 15~30 克(或 2 汤匙),每日 3 次,开水调服。【功能】益气养阳、温阳活血、强心利尿。【主治】心脏病,慢性心功能不全。【附记】引自《中国当代中医名人志》曾学文方。屡用皆效。

78. 七 厘 散

【组成】麝香 1.5 克,冰片 1.5 克,朱砂 15 克,红花 18 克,乳香 18 克,没药 18 克,儿茶 30 克,血竭 120 克。【制法】散剂。上药共研极细末,和匀过筛,贮瓶黄蜡封口备用。【用法】冠心病,取本散 0.03~0.15 克,配合汤药冲服或随证外用。外伤血流不止,用本散干撒伤处,可止血;受内伤而表皮不破者,取本散用烧酒调敷伤处,同时用白酒冲服本散 0.15~0.3 克。【功能】活血祛瘀、通络止痛。【主治】冠心病,跌打损伤,骨折筋断。【附记】引自王渭川《王渭川临床经验选》。临床屡用,皆有良效。孕妇忌服。

79. 生 脉 散

【组成】人参 4~9 克(或以党参 12~18 克代),麦冬 10~12 克,五味子 6~10 克。【制法】散剂。上药共研极细末,和匀过筛,贮瓶备用。【用法】每次 10 克,每日 3 次,冷开水送服。今人多作煎剂,一般急则用汤剂,缓则用散剂,效果均佳。【功能】益气生津。
【主治】冠心病,急性心肌梗死,急性左心衰竭,窦性心动过速,心律
不齐,洋地黄中毒,病窦综合征,慢性克山病,慢性肺源性心脏病,
慢性支气管炎,低热,肺结核,糖尿病,多汗症。临床应用以身倦多
汗、短气口渴、脉虚弱,或久咳气喘、短气汗出、口干无痰、脉虚弱为
辨证要点,但不必悉具。

　【加减】本方为常用有效古方,临床多有随症加减,或用对证汤
剂送服本散,或与它方合用,效果甚佳。如本方合小青龙汤(《伤寒
论》方)加减,用于治疗以咳喘短气,咳痰清稀,自汗出为主症的慢
性支气管炎,阻塞性肺气肿,肺源性心脏病,支气管哮喘;合补中益
气汤(《脾胃论》方)加减,用于治疗以倦怠乏力,自汗出为主症的多
汗症,乏力症,长期低热;合四物汤(《和剂局方》方)加减,用于治疗
以短气,脉结代为主症的心律不齐,以及气虚伴有房性期前收缩,
室性期前收缩者;合炙甘草汤(《伤寒论》方)加减,用于治疗以心绞
痛,脉结代为主症的冠心病心绞痛,脉律不齐者;合四逆汤(《伤寒
论》方)加减,用于治疗以脉微欲绝,血压低,呼吸困难为主症的心
源性休克,左心衰竭。临床屡用,常用良效。【附记】引自陈宝田
《时方的临床应用》。屡用效佳。

80. 舒 心 散

　【组成】三七1克,赤芍15克,郁金31克,乳酸心可定45毫
克。【制法】冲剂。上药经水煎和乙醇提取制成冲剂,分装备用。
【用法】每次10克,每日2次,白开水冲服。【功能】活血散瘀、通络
止痛。【主治】冠心病心绞痛。【附记】引自程爵棠《百病中医膏散
疗法》解放军总医院方。临床屡用,效果甚佳。

81. 宽 胸 散

　【组成】制川朴3克,制香附9克,生苍术9克,薤白头18克,
广郁金5克,台乌药6克,大川芎9克,神曲15克,石菖蒲9克,上

肉桂 2 克。【制法】散剂。上药共研极细末,和匀过筛,贮瓶备用。
【用法】每次 1.5 克,每日 1～2 次,吞服。【功能】理气宽胸、健胃消
食。【主治】胸闷伴肠胃功能障碍,食物不消而泄。【附记】引自朱
良春《章次公医案》。屡用效佳。

82. 心肾双补丸

【组成】炮附块 15 克,山萸肉 9 克,党参 18 克,五味子 9 克,
黄芪 24 克,熟地黄(砂仁拌炒)24 克,云茯苓 24 克,怀牛膝 24
克,肉桂 9 克,升麻 9 克,破故纸 12 克,泽泻 15 克,仙灵脾 15
克,全蛤蚧 1 对,干蟾皮 15 克。【制法】蜜丸。上药共研细末,炼
蜜为丸,如梧桐子大,分装备用。【用法】每次 9 克,每日 2 次,温
开水送服。【功能】温阳益气,益肾纳气,强心利尿。【主治】心脏
病(气虚肿满),今两脉有歇止。【附记】引自朱良春《章次公医
案》。屡用皆验。

83. 冠心安神丸

【组成】沙苑子 30 克,鹿角胶 30 克,夏枯草 30 克,双钩藤 30
克,广郁金 30 克,炒远志 30 克,米党参 30 克,龙眼肉 30 克,酸枣
仁 30 克,甘枸杞 30 克,炙甘草 30 克,白蒺藜 60 克,苦桔梗 30 克,
左牡蛎 30 克,节菖蒲 30 克,石决明 60 克,川续断 30 克,干薤白 30
克,川杜仲 30 克,山慈菇 30 克,东白薇 30 克。【制法】蜜丸。上药
共研细末,和匀过筛,炼蜜为丸如小梧桐子大,贮瓶备用。【用法】
每次 10 克,每日早、晚各服 1 次,温开水送服。【功能】通阳宣痹、
益肾利心、平肝安神。【主治】胸痹(肝肾阴虚型)。症见胸闷而痛,
心悸气短,头晕目眩,脉沉弦。【附记】引自祝谌予《施今墨临床经
验集》。屡用皆验。

84. 强心养阴丸

【组成】紫丹参 120 克,柏子仁 60 克,红人参 30 克,云茯神

60 克,卧蛋草 60 克,干石斛 60 克,龙眼肉 60 克,仙鹤草 60 克,寸麦冬 30 克,当归身 30 克,五味子 30 克,山萸肉 60 克,陈阿胶 60 克,大生地 60 克,熟枣仁 60 克,炙甘草 30 克,田三七 60 克。【制法】蜜丸。上药共研细末,和匀过罗,炼蜜为丸,每丸重 6 克。分装备用。【用法】每次 1 丸,每日早、晚各服 1 次,白开水送下。【功能】强心养阴、活血安神。【主治】冠心病恢复期(气滞血瘀型)。【附记】引自祝谌予《施今墨临床经验集》。屡用屡验,疗效甚显。

85. 三效护心丸

【组成】大腹皮 20 克,蓬莪术 12 克,京三棱 12 克,大腹子 20 克,广木香 6 克,嫩桂枝 10 克,猪苓、茯苓各 10 克,福泽泻 10 克,紫油朴 10 克,云茯苓 20 克,野白术 12 克,车前草 20 克,车前子 20 克,冬瓜子 24 克,冬葵子 24 克,甘草梢 6 克,青皮、陈皮各 10 克。【制法】蜜丸。上药共研细末,和匀过罗,炼蜜为丸,每丸重 10 克,分装备用。【用法】每次 1 丸,每日早、晚各服 1 次,白开水送服。晚间加服桂附八味丸 1 丸。【功能】行气、活血、利水。【主治】心功能不全,左心室扩大(脾肾阳虚水湿泛滥型)。症见水肿由足至腿,渐及腹部,胀满不适,腹围增大,小便短赤,大便数日 1 次,脉沉实,心跳气短,动则喘促。【附记】引自祝谌予《施今墨临床经验集》。屡用效佳。

86. 小胸痹丸

【组成】丹参 30 克,当归 20 克,焦山楂 30 克,赤芍 20 克,生桃仁 20 克,红花 15 克,川芎 15 克,柴胡 10 克,降香 10 克。【制法】水丸。上药共研细末,和匀过罗,冷开水泛为小丸,贮瓶备用。【用法】每次 6 克,每日 2 次,温开水送服。也可适当减量,水煎服。【功能】活血散瘀、行滞止痛。【主治】冠心病。症见胸中憋闷,胸痛,伴心慌,气急,舌淡,淡暗或紫暗,有瘀点,苔白或白腻,脉沉弦。

【加减】胸痛甚者,加生乳香、生没药各 20 克;气虚自汗者,加生黄芪 30 克;脘腹胀痛者,加川楝子、延胡索各 20 克。【附记】引自秦世云《临证要方》。屡用屡验,效佳。

87. 大胸痹丸(冠心宁)

【组成】大红参 30 克,丹参 30 克,焦山楂 30 克,檀香 15 克,当归 30 克,生黄芪 30 克,三七参 30 克,冰片 5 克,朱砂 30 克。【制法】水丸。上药前 8 味共研细末,和匀过罗,冷开水泛为小丸,朱砂为衣。贮瓶备用。【用法】每次 6 克,每日 2 次,白温开水送服。【功能】益气养血、散瘀通络、理气化滞。【主治】冠心病。症见胸痛憋气,心慌心悸,短气,伴体倦乏力,舌暗,脉沉弦或结代。【加减】胸痛甚者,加生乳香、生没药各 20 克;倦怠乏力甚者,黄芪增至 50 克;两胁胀痛者,加郁金、川楝子各 20 克。【附记】引自秦世云《临证要方》。屡用屡验,效佳。

88. 乳 没 片

【组成】乳香、没药各等分。【制法】片剂。将乳香、没药加工洁净,醋制,共轧为细粉,过 100 目筛,再加 15% 淀粉,以水湿润,制成颗粒,干燥后整粒,加少量滑石粉作润滑剂。压片,片心重 0.25 克,包柠檬黄色糖衣。分装备用。【用法】口服。每次 3～5 克,每日 2 次,或遵医嘱。【功能】活血、祛瘀。【主治】冠心病。【附记】引自曹春林《中药制剂汇编》。屡用效佳。

89. 复方毛冬青冲剂

【组成】毛冬青根 100 克,全瓜蒌 15 克,薤白 6 克,红花 3 克,五灵脂 3 克,生蒲黄 3 克。【制法】冲剂。将上药分磨成粗粉,用 60% 乙醇浸泡毛冬青根、薤白、红花、蒲黄以渗漉法制得流浸膏。将上药制得流浸膏后的残渣与全瓜蒌、五灵脂加水煎煮 2 次,滤汁去渣,合并滤液,并加热浓缩成浓厚黏液,与上述浸膏混合,搅拌均匀,用适量淀粉,糖粉作赋形剂,和匀,制成颗粒,50～60℃烘干即得。贮瓶备用。【用法】口服。遵医嘱。【功能】清热化痰、活血祛瘀。【主治】冠心病。【附记】引自曹春林《中药制剂汇编》福州军区总医院方。屡用效佳。

90. 健 心 丸 (二)

【组成】毛冬青 2500 克,姜三七 120 克,豨莶草 500 克,降香 30 克,川红花 90 克,冰片 6 克,丹参 90 克。【制法】水丸。先将毛冬青根加水煎煮 2 次,滤汁去渣,合并滤液,浓缩成浸膏,再将豨莶草、川红花、丹参、姜三七、降香、冰片研成粉末,与浸膏混合均匀,水泛为小丸,贮瓶备用。【用法】口服。遵医嘱。【功能】活血、通络、理气、温补心阳。【主治】冠心病。【附记】引自曹春林《中药制剂汇编》广州军区总医院方。屡用效佳。

91. 复方参香片

【组成】丹参 60 克,当归 30 克,菖蒲 15 克,降香 4.5 克,细辛 0.9 克。【制法】片剂。先将丹参、当归、菖蒲按水煎法浓缩为浸膏,细辛、降香研成细粉,与浸膏混匀,制成颗粒,低温干燥,整粒,压制成片,每片重 0.45 克,分装备用。【用法】口服。以上为 1 日量,分 3 次服用。4 周为 1 个疗程。【功能】行气活血、安神养血。【主治】冠心病。【附记】引自曹春林《中药制剂汇编》。多年应用,均有一定效果。

92. 丹参舒心片

【组成】丹参。【制法】片剂。取丹参去杂质,洗净,干燥粉碎,过筛,加 90%乙醇加热提取,过滤,滤液减压浓缩成浸膏,加入浸膏 2 倍量 2%氢氧化钠,边加边搅,放置,沉淀完全后过滤,沉淀用蒸馏水洗至中性,在 60℃以下烘干,研成细粉,过 60 目筛,加淀粉,和匀,用水湿法制成颗粒,干燥,整粒,加少量润滑剂,和匀,压片,包糖衣(每片含丹参提取物0.2克)。备用。【用法】口服。每次1～2片,每日3次,连服1～2个月。【功能】祛瘀生新、清心除烦、活血调经。【主治】冠状动脉粥样硬化性心脏病。【附记】引自《全国中草药汇编》上册。屡用有效。

93. 红 金 片

【组成】红花15克,郁金15克,丹参18克,瓜蒌30克。【制法】片剂。将上药经煎熬成流浸膏,烘干研细,按湿法制成颗粒,干燥,整粒,加少量润滑剂,和匀,压片,每片重0.45克。分装备用。【用法】口服。每次10片,每日3次。4周为1个疗程。【功能】理气、活血。【主治】冠心病。【附记】引自《四川中草药通讯》。屡用有效。

94. 首 川 元 片

【组成】首乌4.8克,川芎2.4克,延胡索2克(均为1次用量)。【制法】片剂。先取首乌以10倍量水煎煮2次,每次煎1小时,滤汁去渣,合并滤液,加热浓缩成膏状;川芎以水浸泡2小时后,再以水蒸气蒸馏,蒸馏液中的挥发油用乙醚提取,回收乙醚后,挥发油备用。蒸馏后的水液滤出,药渣加2倍量水继续煮沸1小时,收集两次水液,并浓缩成膏状。延胡索粉碎,以80%乙醇渗漉,醇液达生药的10倍量即可,回收乙醇,浓缩成膏状。然后将首乌浸膏粉、川芎浸膏粉、延胡索浸膏粉混合均匀,加黏合剂制成颗粒,烘干后,喷拌川芎挥发油,即可压片,每片重0.35克。分装密封备用。【用法】口服。以上为1次服用量,每日3次,8周为1个疗程。【功能】活血养血、祛瘀止痛。【主治】冠心病。【附记】引自曹春林《中药制剂汇编》。屡用效佳。

95. 宽 胸 片

【组成】荜茇187.5千克,高良姜93.9千克,细辛31.4千克,檀香 93.9 千克,延胡索(醋炙)62.5 千克,冰片 6 千克。【制法】片剂。将上药材加工洁净,炮制合格。煮提:取荜茇 162.5 千克加水煮提 2 次,时间分别为 2 个小时。浸液与细辛浸液合并,浓缩至比重为 1.40,温度 50℃。提油:取细辛、高良姜提油,油量不少于 1500 毫升(约 8 个小时),油收集备用,浸液放弃。原料:取荜茇 25 千克与延胡索 62.5 千克,粉碎为细粉,过 100 目混匀。制粒:将浸膏与原粉搅匀,于 60℃以下干燥,粉碎成膏粉混合,再按比例加入 10%糖粉混匀,喷水湿润制粒,干燥,整粒。配料:干颗粒全量,冰片 6 千克,总挥发油 1500 毫升,氢氧化铝 8 千克,滑石粉 5 千克,淀粉适量。压片:将冰片置挥发油中溶解,并以氢氧化铝吸收混匀,过 60 目筛,密闭保存备用。取干颗粒筛出部分细粉(约细料的 2 倍量即可),与吸收好的挥发油、冰片细粉混匀,过 20 目筛,筛入干颗粒中,加入滑石粉、淀粉,混匀,压片。包衣:取 75%糖浆与 35%桃胶浆,以 8.5:1.5 的比例混合,为隔离层胶糖浆,由第一层起一共包 3 层,以后同常规包衣,包柠檬黄色,每 50 千克片芯用食品色素 8.5 克,滑石粉 16.5～17 千克,白砂糖 19～20 千克,片芯重 0.25 克,分装备用。本方也可制成胶囊。【用法】每次 2 片,每日 3 次,或遵医嘱。嚼服或温开水送服。【功能】温中、活血、止痛。【主治】冠心病心绞痛,高血压及脑血管硬化引起头晕及颈项不适等症状。【附记】引自《北京市中成药规范》第二册。屡用效佳。油一定要用氢氧化铝吸收过罗后加入,否则因油及冰片量大,混合不均压出片芯易松散。包隔离层时,每层均要吹干后再包下层,吹风温度不宜过高,以防渗油及冰片大量挥散。

96. 通 脉 冲 剂

【组成】赤芍 15 克,降香 15 克,三棱 9 克,五灵脂 9 克,延胡索 9 克,红花 15 克,玉竹 30 克,党参 30 克,丹参 30 克。【制法】冲剂。以上各药味混合投入锅内,加常水淹没药材,煎煮 3 次(第一二次各煮 1 个小时,第三次煮半个小时),纱布过滤,合并滤液,加热浓缩至稀糖浆状流膏(约 1:2)加乙醇至含醇量 60%~70%,充分搅拌,静置 12~24 小时,滤除沉淀,回收乙醇,浓缩至稠膏状(约 1:4)加入糊精,制成颗粒,烘干即得。分装备用。【用法】每次 25 克,每日 2 次,饭后用白开水冲服。【功能】益气活血、散瘀止痛。【主治】冠心病。【附记】引自曹春林《中药制剂汇编》。屡用效佳。

97. 冠心冲剂

【组成】丹参 600 克,赤芍 300 克,红花 300 克,川芎 300 克,降香 200 克,白糖粉适量,糊精适量,95% 乙醇适量。【制法】冲剂。取丹参、赤芍、川芎加水煮提 2 次,第一次 3 个小时,第二次 1 个小时,过滤,合并滤液,静置沉淀 2 个小时以上,过滤。取红花加水温浸 2 次,第一次 2 个小时,第二次 1 个小时。浸液过滤,合并滤液,静置沉淀 2 个小时以上过滤。降香加水适量,蒸馏提油,收集挥发油备用,浸液过滤,静置沉淀 2 个小时以上,过滤。将上所得三部分滤液合并,浓缩至比重为 1.30~1.35(52℃),然后用喷雾干燥法制成干浸膏粉,称量,加入 2 倍量的白糖粉和 1 倍量的糊精,混匀,用乙醇为湿润剂和匀,制成颗粒,60℃ 以下干燥,整粒,每 1000 克干颗粒加降香油 1 毫升,混匀,密闭 2 小时后,分装备用。【用法】每次 10 克,每日 3 次,温开水冲服。【功能】活血化瘀、理气止痛。【主治】冠心病,心绞痛。【附记】引自北京医学院《药剂学及制剂注解》第三分册(下册)。屡用效佳。本品为水溶性颗粒剂,降油后宜先用 95% 乙醇适当稀释后,喷雾在干燥颗粒上,密闭 2 小时待吸入后,分装入瓶。

98. 复脉冲剂

【组成】党参 1200 克,麦冬 1200 克,红花 1200 克,片姜黄 1200 克,五味子 900 克,川芎 900 克,当归 900 克,白芍 900 克,香附 900 克,桂枝 600 克,制甘草 600 克。【制法】冲剂。取当归、川芎粉碎,过 80 目筛,保留细粉 1250 克。药渣及其余各药一起加水煎煮 2 次,合并煎液,过滤并减压浓缩到 5000 毫升,加 1.5 倍的乙醇,放置,过滤,减压,回收乙醇,浓缩至呈糖浆状。加入保留的细粉,混匀成软材,过筛制粒,低温烘干,整粒,分装备用。【用法】每次 14 克,每日 2 次,温开水冲服。【功能】益气活血、生脉强心。【主治】冠心病,急性心肌梗死。【附记】引自北京医学院《药剂学及制剂注解》第三分册(下册)。屡用效佳。本品为混悬性冲剂。原制法系取当归与白芍留粉,考虑到川芎含挥发性成分,故将白芍改为川芎。

99. 通冠活血丸

【组成】丹参 2500 克,红花 2500 克,川芎 2500 克,葛根 2500 克,降香 2500 克,木香 2500 克,三七 1000 克,炼蜜 8000 克。【制法】蜜丸。将川芎、木香、降香及三七混含均匀,粉碎后备用。另取丹参、红花、葛根加水煎煮 2 次,首次 2 个小时,第二次煎 1 个小时,将两次药液合并过滤,浓缩成稠膏状。取备用药粉与浓缩之稠膏,混合搅匀干燥,再粉碎,过 100 目筛,加炼蜜,充分混合,使之柔软滋润,分坨,搓条,制丸。每丸重 6 克,烘干,分装备用。【用法】每次 1 丸,每日 2～3 次,温开水送服。【功能】活血、化瘀。【主治】冠心病。【附记】引自《黑龙江省中草药制剂汇编》第一集。屡用效佳。

100. 冠 心 片 (一)

【组成】丹参 7800 克,赤芍 3900 克,红花 3900 克,川芎 3900 克,降香 2600 克,酒精(95%)适量,碳酸钙适量,淀粉适量,硬脂酸镁适量。【制法】片剂。提取:①川芎加乙醇回流提取:将川芎置夹层蒸汽锅内,加 3 倍量(70%)乙醇,加热回流提取 8 个小时(90℃),放冷,将浸液倒出过滤,药渣再加 3 倍量 70%乙醇,加热回流 6 个小时,合并两次提取液,过滤,滤液回收乙醇后,浓缩至比重为 1∶1(40℃)时为止。然后低温烘为干膏。②降香蒸馏提油:将降香用温水湿润后,摊平放在夹层蒸汽锅的屉上,屉上先垫一层纱布,避免降香掉进锅内。锅内加入适量水(水沸腾后不得触及降香为度)。装好蒸馏装置蒸馏 12 个小时,再将降香置于锅内水中煮沸蒸馏 4 个小时,所得降香油比重为 0.91,收油率为降香的 7.8%。③红花加水温度:将红花洗净置于夹层蒸汽锅内,加水使之高于药面 5 寸,煮沸后,降温至 90℃温浸 2.5 个小时,过滤。药渣再加水如前温浸 2 个小时,过滤。将两次浸液合并,浓缩至比重为 1.1(40℃)为止。然后低温烘干为干膏。④丹参、赤芍加水煎煮,将丹参、赤芍洗净,置蒸馏锅中加水煎煮 2次,每次 2.5 个小时。合并两次浸液,过滤,滤液浓缩至比重为 1.1(40℃),然后低温干燥为干膏。将上述川芎、红花、赤芍、丹参干膏粉碎,过 30 目筛,用 95%乙醇为湿润剂,和匀,过 16 目筛,制成颗粒,室温风干。另取降香油用 5 倍量碳酸钙粉吸附后加入已风干的颗粒中,反复过 16 目筛混匀,再加 0.5%硬脂酸镁混匀,压片,包糖衣。分装备用。【用法】每次 8 片,每日 3 次,温开水送服。【功能】活血化瘀、理气止痛。【主治】冠心病,心绞痛等。

【附记】引自北京医学院(现北京大学医学部)《药剂学及制剂注解》第三分册(下册)。屡用效佳。本片尚有几种制法:①采用全浸膏制粒法;②采用一部分浸膏,一部分原粉制粒法;③采用全部原粉制粒法。何种为优,尚待研究。但全浸膏片剂因吸湿性较强,不易久存。下面再介绍两种冠心片制法,供选择比较。冠心片(北京中药一厂),药材用量的比例与上方同,制法的主要区别在于将赤芍药研细粉,与其余药材的稠膏混匀,60℃左右烘干,粉碎,过100 目筛,以稀乙醇,制粒,干燥,加入降香油混匀,加 1%硬脂酸镁混匀,压片。片量 0.5 克。每日 3 次,每次 6~8 片。冠心片(首都医院):川芎、草红花、丹参、赤芍各 700 克,降香 275 克。制法:丹参、赤芍加水煎煮 2 次,制成浓浸膏,其余各药磨细粉,混合后加

10%淀粉糊适量制成软材,过 14 目筛制粒,60℃以下干燥后,加 1%硬脂酸镁,过 14 目筛整粒,压片,每片相当含生药 0.35 克,片重约 0.25 克。每日 3 次,每次 5 片。

101. 冠 心 片(二)

【组成】川芎 15 克,桃仁 15 克,蒲黄 15 克,红花 15 克,郁金 15 克,五灵脂 15 克,赤芍 15 克。【制法】片剂。将上药加水适量煎煮两次,每次 1 个小时,过滤,合并滤液,放置过夜,取上清液浓缩成膏,在 60～80℃干燥,将干浸膏碎成颗粒,加 5%淀粉和 60%乙醇适量,搅拌均匀,再加入 1%硬脂酸镁,混匀,压片,每片重 0.6 克。本品为棕黑色片。分装备用。【用法】每次 8 片,每日 2 次,温开水送服。【功能】活血化瘀、理气止痛。【主治】冠心病。【附记】引自《山西药品制剂手册》。屡用效佳。

102. 舒心散冲剂

【组成】三七 93.75 克,郁金 3125 克,赤芍 1562.5 克,乳酸心可定 4500 毫升,白糖适量。【制法】冲剂。①将赤芍、郁金合并一起加水煎煮 3 次,每次 1 个半小时,过滤,合并 3 次滤液,浓缩至糖浆状,再加 3 倍量乙醇充分搅拌,放置冰箱 24 个小时,过 1 夜,得醇液,回收乙醇至糖浆状,备用。②将三七粉碎成粗粒,用乙醇热浸 6 次,合并 6 次提取液,回收乙醇至糖浆状。③将①、②两液合并,充分搅拌均匀。④将乳酸心可定细粉用酒精湿润,调成稀糊状。⑤将③搅起,把④慢慢加入③内,边加边搅使之充分搅拌均匀。⑥将⑤加入干燥细糖粉里,混合均匀。最后过 12 目筛制粒,干燥,即得。分装备用。【用法】每次 12 克,每日 2 次,用开水将药粒溶化后服用。【功能】活血、化瘀。【主治】冠心病,心律不齐等。【附记】引自曹春林《中药制剂汇编》。屡用效佳。

103. 八味沉香散

【组成】沉香 200 克,肉豆蔻 100 克,广枣 100 克,石灰华 100 克,乳香 100 克,木香 100 克,诃子(煨)100 克,木棉花 100 克。【制法】散剂。上药共研极细末,和匀过筛,贮瓶备用。【用法】每次 0.9～1.5 克,每日 2～3 次,温开水送服。【功能】清心养血,安神开窍。【主治】热病攻心,神昏谵语,冠心病心绞痛。【附记】引自《中华人民共和国药典》1985 年版。此方系藏族验方。屡用效佳。

104. 毛冬青片

【组成】毛冬青浸膏 3000 克,滑石粉适量。【制法】片剂。将毛冬青根适量,加水煎煮 3 次,滤汁去渣,合并滤液,加热浓缩成浸膏,即得。取毛冬青浸膏 3000 克,加入淀粉适量,搅拌均匀,过 14 目筛,制成颗粒,干燥后整粒,加入滑石粉适量,和匀,压片,每片重 0.3 克(含毛冬青 10 克),分装备用。【用法】口服。每次 6 片,每日 3 次,或遵医嘱。【功能】活血、祛瘀、止痛。【主治】冠状动脉粥样硬化性心脏病,血栓闭塞性脉管炎,中心视网膜炎及脑血栓所致的瘫痪等症。【附记】引自《中草药通讯》。屡用有效。

105. 血府逐瘀丸

【组成】桃仁 12 克,红花 9 克,川芎 4.5 克,当归 9 克,牛膝 9 克,枳壳(炒)6 克,赤芍 6 克,桔梗 4.5 克,柴胡 3 克,生地黄 9 克,甘草 3 克。【制法】蜜丸。上药共研细末,和匀过筛,与等量炼蜜为丸,每丸重 6 克,分装备用。【用法】每次 1 丸,每日 2 次,温开水送服。【功能】活血化瘀、舒气止痛。【主治】由胸闷血瘀及肝郁气滞血瘀所致之胸痛,头痛,呃逆,舌暗红,月经不调,痛经,冠心病,心绞痛,血瘀气滞,头晕头痛及神经官能症,高血压病,中风后遗症,儿童头痛久不愈等。【附记】引自清代王清任《医林改错》。屡用效佳。忌食生冷食物。孕妇忌服。

106. 刺 五 加 片

【组成】刺五加浸膏 10 千克,维晶纤维素 0.4 千克,硬脂酸镁 100 克。【制法】片剂。取刺五加,适量加水煎煮 3 次,滤汁去渣,合并滤液,加热浓缩成浸膏,取 10 千克,与维晶纤维素搅拌均匀,制成软材,过 14 目筛制粒,干燥,整粒,加入硬脂酸镁 100 克,和匀,压片,每片含刺五加干浸膏 0.3。分装备用。【用法】每次 3 片,每日 3 次,温开水送下。3 个月为 1 个疗程。【功能】补肾健脾、镇静安神、扶正固本。【主治】由冠心病引起的胸闷,心绞痛,失眠,多梦,以及预防急性高山反应症。【附记】引自《上海市科研新药汇编》。服药后冠心病症状减轻,冠状动脉血流量增加,无副作用。

107. 复方丹参片

【组成】丹参 750 克,三七 225 克,冰片 25 克。【制法】片剂。依法制成片剂。每片重 0.25 克,分装备用。【用法】每次 3 片,每日 3 次,温开水送服。【功能】活血化瘀、芳香开窍、理气止痛。【主治】冠心病引起的胸闷,心绞痛。【附记】引自《集验中成药》。验方。屡用效佳。

108. 琥珀安神丸

【组成】生地黄 400 克,当归 100 克,柏子仁 100 克,酸枣仁 100 克,天冬 100 克,麦冬 100 克,五味子 100 克,大枣 100 克,人参 50 克,茯苓 50 克,丹参 50 克,远志 50 克,玄参 50 克,桔梗 50 克,北合欢 50 克,蜜甘草 50 克,琥珀 50 克,龙骨 50 克。【制法】蜜丸。上药共研细末,和匀过筛,以等量炼蜜为丸,每丸重 10 克,分装备用。【用法】每次 1 丸,每日 2 次,温开水送服。【功能】育阴养血、补心安神。【主治】由心血不足引起心悸怔忡,健忘失眠,虚烦不安,眩晕乏力,舌质淡、苔薄、脉细。可用于心脏病。【附记】引自《集验中成药》。屡用效佳。孕妇慎服。

109. 解心痛片(二)

【组成】瓜蒌 100 克,香附 100 克,淫羊藿 50 克。【制法】片剂。依法制成片剂,包糖衣,每片重 0.28 克,分装备用。【用法】每次 6～8 片,每日 3 次,温开水送服。【功能】宽胸理气、通脉止痛。【主治】由胸中气机失畅,气血滞涩引起的胸憋胸闷,胸痛彻背,舌紫暗苔薄,脉细涩。可用于冠心病,心绞痛。【附记】引自《集验中成药》。屡用效佳。

110. 三味檀香散

【组成】广枣 15 克,肉豆蔻 15 克,白檀香 25 克。【制法】散剂。上药共研极细末,和匀过筛,贮瓶备用。【用法】每次 5 克,每日 2 次,温开水送服,或水煎服。【功能】清心、降气、安神。【主治】心火上扰,心烦发闷,心悸胸痛,舌尖红苔薄黄,脉弦细数。可用于冠心病的辅助治疗。【附记】引自《集验中成药》。屡用效佳。

111. 涌 泉 膏

【组成】党参 30 克,丹参 30 克,川红花 30 克,延胡索 30 克,地龙 15 克,冰片 5 克。【制法】药膏。上药共研细末,和匀过筛,以生姜汁或食醋适量调和成软膏状,收贮备用。【用法】外用。用时每取此膏 15 克,贴敷于双足底、涌泉穴上,上盖敷料,胶布固定。每日换药 1 次,10 次为 1 个疗程。【功能】益气活血、通脉止痛。【主治】冠心病。【加减】临证应用,可随症加减。【附记】引自程爵棠《足底疗法治百病》笔者经验方,多年应用,坚持用药,均可收到较好的疗效。

112. 金不换膏

【组成】川芎 15 克,生川乌 15 克,细辛 15 克,天麻 15 克,怀牛膝 15 克,防风 15 克,熟地黄 15 克,生草乌 15 克,羌活 15 克,当归 15 克,大黄 15 克,五加皮 15 克,生杜仲 15 克,淮山药 15 克,桃枝 15 克,香附 15 克,白芷 15 克,威灵仙 15 克,红花 15 克,青风藤 15 克,连翘 15 克,橘皮 15 克,远志 15 克,穿山甲(生,代)15 克,续断 15 克,桃仁 15 克,乌药 15 克,麻药 15 克,白薇 15 克,苍术 15 克,桑枝 15 克,何首乌 15 克,赤芍 15 克,独活 15 克,榆枝 15 克,金银花 15 克,槐枝 15 克,僵蚕 15 克,柳枝 15 克,荆芥穗 15 克,苦参 15 克,大风子 15 克,蜈蚣 1 条。【制法】膏药。以上 43 味药,用香油 7200 毫升,炸枯去渣,炼沸,入黄丹 3000 克,搅匀成膏,另对血竭、乳香、轻粉、没药、樟脑各 18 克(共轧为细粉),每 7200 毫升膏油对以上细粉搅匀摊贴。收贮备用。【用法】外用。取膏药 1 张微火化开,贴膻中穴位。【功能】活血祛风、散瘀止痛。【主治】心脏供血不足。【附记】引自王光清《中国膏药学》。屡用效佳。

113. 枸杞膏

【组成】枸杞 45 克,炒赤小豆 90 克,炒酸枣仁 30 克,槐花 24 克,当归 30 克,丹参 9 克,人参 9 克。【制法】膏滋。先将前 6 味药加水煎煮 3 次,滤汁去渣,合并滤液,加热浓缩成糊膏状,加红糖适量收膏,另研人参细粉兑入膏内和匀即可。收贮备用。【用法】每次 9 克,每日 2 次,温开水化服。【功能】益气养阴、活血安神。【主治】胸闷胸痛,冠状动脉供血不足。【附记】引自王光清《中国膏药学》。屡用效佳。

114. 参芪当归膏

【组成】党参 20 克,黄芪 30 克,川芎、枸杞子、制何首乌、牡丹皮各 15 克,丹参 25 克,炒白术、茯苓、淫羊藿、桂枝各 10 克,全当归20克,炙甘草8克。【制法】膏滋。上药加水煎煮3次,滤汁去渣,合并滤液,加热浓缩成清膏,再加蜂蜜250克,收膏即得。收贮备用。【用法】每次15～30克,每日2～3次,温开水调服。1个月为1个疗程。【功能】益气活血、通脉止痛。【主治】冠心病。【附记】引自《集验中成药》。屡用效佳。一般用药1～2疗程即效。

115. 至 气 散

【组成】陈皮60克,粉甘草15克,沉香15克,白豆蔻15克,人参15克。【制法】散剂。上药共研极细末,和匀过筛,贮瓶备用。【用法】每次3～5克,早晨以烧盐少许,飞沸汤煮服。【功能】顺气宽胸、下痰进食。【主治】胸闷,不思饮食。【附记】引自宋代朱佐《类编朱氏集验医方》。屡用效佳。

116. 冠 通 散

【组成】黄芪50克,川芎20克,葛根、丹参各30克,制何首乌、薤白各20克,法半夏、全瓜蒌各15克,水蛭5～10克,延胡索20克,郁金、香橼各15克。【制法】散剂。上药共研细末,和匀,贮瓶备用。【用法】每次9～15克,每日2～3次。温开水送服。或每日1剂,水煎服。【功能】益气化瘀、祛湿化痰、理气止痛。【主治】冠心病心绞痛。【加减】对不稳定型心绞痛,可加失笑散(蒲黄12克,五灵脂10克),并加血竭3～4克,重者加用通心络(中成药)。无论劳力型或不稳定型,如心阳不振者,加桂枝15～20克,炙甘草10克,辛通阳气,多能取效。也可配用中成药,如复方丹参滴丸或速效救心丸临时缓解疼痛。【附记】引自《名医治验良方》郭子光方。临床屡用,疗效肯定。

117. 活血养心液

【组成】丹参30克,川芎、红花、郁金各10～15克,茯苓10克,香附、赤药各 15 克,党参、麦冬各 15～30 克,五味子 6～10 克。【制法】浓缩液。上药加水煎 3 次。过滤,合并 3 次滤液,加热浓缩成口服液。每毫升内含生药 2 克。贮瓶备用。【用法】口服。每次 20 毫升,每日 2 次。3 个月为 1 个疗程。休息 1 周,再行第二个疗程。【功能】活血化瘀、养心复脉。【主治】冠心病。

【加减】①胸闷憋气者,加瓜蒌 15 克,薤白、枳壳各 10 克,或加三棱、莪术各 30 克;②失眠者,加酸枣仁、珍珠母各 30 克,或加酸枣仁汤;③心动过缓(心率每分钟 30 以下)者,加人参、附子、炙甘草各 10 克,麻黄 6 克;④伴阵发发热汗出更年期反应者,加淫羊藿、知母、黄柏各 30 克,浮小麦 30 克,或加知柏地黄丸,用川仙茅、淫羊藿各 6 克煎水送服;⑤心绞痛患者,加苏合香丸 1 粒,分 2 次化服,或加细辛 3 克,荜茇 9 克;⑥有高脂血症者,加何首乌 20 克,山楂、泽泻、决明子各 15 克,或加首乌延寿片;⑦后背痛者,加刘寄奴、王不留行、威灵仙各 15 克,或加活络丹;⑧伴心律失常者,加苦参 15 克,炙甘草 10 克,当归 15～30 克;⑨心悸心慌者,加龙眼肉 15 克,远志 10 克,生龙骨、生牡蛎各 15 克,或加天王补心丹;⑩心动过速者,加黄连、炙甘草各 10 克,炒酸枣仁 15 克,苦参 20 克。

【附记】引自《名医治验良方》丛法滋方。临床屡用,效果甚佳。治疗期间应保持心情舒畅,适当活动,劳逸适度,并做到少吃盐、少糖、少酒、少咖啡,戒烟,适当喝茶能降血脂,多吃蔬菜,不吃含胆固醇高的食品。

118. 补气活血液

【组成】黄芪 50 克,丹参 30 克,党参、川芎各 20 克,王不留行、桂枝各 15 克,桃仁、炙甘草、红花、当归各 10 克,三七粉 4 克,生姜 3 片,大枣 3 枚。【制法】浓缩液。上药加水煎 3 次,过滤,合并 3 次滤液,加热浓缩成口服液。每毫升内含生药 2 克。贮瓶备用。

【用法】口服。每次 20 毫升,每日 2 次。【功能】补气活血祛瘀。【主治】冠状动脉粥样硬化性心脏病。【加减】气滞重者,加檀香、薤白各 10 克;气虚甚者,去党参,加人参 10 克;脘痛纳差者,加砂仁 10 克,或加焦山楂、焦麦芽、焦神曲各 15 克;痰滞重者,加瓜蒌、白芥子各 15 克,半夏 7 克。【附记】引自《名医治验良方》刘家磊方。屡用效佳。忌食生冷、戒烟禁酒,注意精神饮食上的调养。

119. 养心定志液

【组成】太子参 15 克,麦冬、茯神(或茯苓)、远志、菖蒲、川芎、丹参各 10 克,桂枝 8 克,炙甘草 5 克。【制法】浓缩液。上药加水煎 3 次,过滤,合并 3 次滤液,加热浓缩成口服液。每毫升内含生药 2 克。贮瓶备用。【用法】口服。每次 70 毫升,每日 2 次。【功能】益心气、补心阳、养心阴、定心志。【主治】冠心病。【加减】胸闷憋气、胸阳痹阻甚者,加瓜蒌、薤白;心烦易怒、心慌汗出,心肝失调者,加小麦、大枣;高血压性心脏病者,加杜仲、决明子、川牛膝;心痛剧烈、痛引肩背、气血瘀滞重者,加三七、金铃子;肺心病患者,加生地、银杏、天冬、杏仁,去川芎等。【附记】引自《名医治验良方》高辉远方。屡用效佳。

120. 冠心口服液

【组成】党参(或太子参)18 克,竹茹、法半夏各 10 克,云苓 15 克,橘红 10 克,枳壳 6 克,甘草 5 克,丹参 18 克。【制法】浓缩液。上药加水煎 3 次,过滤,合并 3 次滤液。加热浓缩成口服液。每毫升内含生药 2 克。贮瓶备用。【用法】口服。每次 20 毫升,每日 2 次。【功能】益气祛痰以通心阳。【主治】冠心病。【加减】气阴两虚者,合生脉散;血瘀胸痛甚者,加三七末、豨莶草,或失笑散;气虚甚者,合四君子汤,或重用黄芪。血压高加草决明、代赭石、钩藤、牛膝;血脂高加山楂、布渣叶、草决明、首乌。【附记】引自《名医治验良方》邓铁涛方。屡用效佳。

121. 归 香 散

【组成】桂枝、青木香各 6 克,檀香 3 克,枳壳、红花、川芎、磁朱丸各 9 克,当归 12 克,丹参、瓜蒌皮各 15 克,童子益母草 20 克。【制法】散剂。上药共研细末,和匀贮瓶备用。【用法】每次 9 克,每日 2 次,温开水送服。【功能】宣痹通阳、化瘀通脉。【主治】冠心病。症见心前闷塞、心悸气短、痛引肩臂,或左臂内侧痛放射至小指,形寒足冷,舌紫暗,苔薄白,脉沉细而弦。【附记】引自《集验百病良方》。屡用多效。

122. 双参红花散

【组成】党参(或人参)、瓜蒌皮、丹参、川芎、赤芍、莪术各 15 克,麦冬 12 克,五味子、桂枝各 8 克,红花 10 克。【制法】散剂。上药共研细末,和匀,贮瓶备用。【用法】每次 9 克,每日 2 次,温开水送服。【功能】温阳益气、活血化瘀。【主治】冠心病心绞痛。【加减】临证可随证加减。【附记】引自《名医治验良方》赵冠英方。多年应用,功殊效著。

123. 舒心通脉丸

【组成】黄芪 30 克,党参、赤芍、何首乌(煎)各 20 克,三棱 15 克,莪术 30 克,生蒲黄、红花各 15 克,全瓜蒌 30 克,薤白 20 克,水蛭、全蝎各 10 克,泽兰 15 克,甘松 12 克,穿山甲(代)10 克,皂刺 15 克,焦山楂、草决明各 30 克,郁金 15 克。【制法】丸剂。治疗期上方水煎服。每日 1 剂。巩固期,可加山茱萸、淫羊藿、生山药等 10 剂量,共研细末,过 100 目筛,和匀,水泛为丸如绿豆大,贮瓶备用。【用法】每次 10～15 克,每日 3 次,温开水送服。长期服用。【功能】益气健脾、化瘀通络、化痰通阳、降脂调脂。【主治】冠心病、冠状动脉狭窄及高脂血症。【附记】引自《名医治验良方》。郑绍周方。多年应用,多获良效。

124. 冠心病方

【组成】人参(先煎)5 克,黄芪、仙鹤草各 30 克,当归 15 克,川芎 10 克,丹参 15 克,葛根、郁金各 12 克,炙乳香、炙没药各 3 克,三七粉 3 克,麝香 0.15 克,冰片 0.1 克。【制法】丸剂。上药共研细末,过 100 目筛,和匀,水泛为丸,如绿豆大小,贮瓶备用。【用法】每次 6 克,每服 2 次,温开水煎服。坚持服药半年,以巩固疗效。【功能】益气强心,化痰开窍。【主治】冠心病(缓解期)。【附记】引自《谢海洲临证妙方》。多年应用,效果颇佳。若冠心病发作期亦可用本方改丸剂为汤剂。每日 1 剂,水煎服。并应随症加减,同时,方中乳香、没药、三七、麝香、冰片各研末分冲。待病情缓解后,再进丸剂,以巩固疗效。

125. 广枣蝎蚣丸

【组成】广枣 50 克,全蝎 5 克,蜈蚣 2 克,水蛭 15 克,地鳖虫、蝉蜕、炙穿山甲(代)各 10 克,干姜 20 克。【制法】丸剂。上药共研细末,和匀,炼蜜为丸,每丸重 3 克。备用。【用法】每次 1 丸,温开水送(化)服,每日 3 次。20 天为 1 个疗程。【功能】健脾温中,化瘀息风,通络止痛。【主治】冠心病心绞痛。【附记】引自《集验中成药》。用本方治疗 30 例,有效(症状消失,24 小时动态心电图示心肌缺血 ST-T 变化减少 >80%) 26 例,无效 4 例,有效率为 86.67%。

126. 五参顺脉胶囊

【组成】西洋参、丹参、北沙参、三七参、苦参各 30 克,赤芍 50 克,川芎 30 克,降香 50 克,秦艽 30 克,冰片 15 克。【制法】胶囊。上药共研细末(个别药物浓缩提取研末),和匀,装入胶囊,每粒 0.45 克,收贮备用。【用法】每次 5 粒,温开水送服。每日 3 次。

【功能】益气养阴,活血化瘀,调整心脉。【主治】冠心病之心绞痛,心律不齐及脑动脉硬化症,属气阴两虚,血脉瘀滞者。症见心慌,气短,心胸闷痛,或头晕目眩,颈项不舒,思维迟钝等;舌质偏暗、舌下静脉纡曲,脉象弦紧或见结代。【加减】若作汤剂,可作加减:胸闷甚者,加薤白;汗多,加地骨皮、五味子;畏寒肢冷者,加桂枝、附子;便秘,加生白术、全瓜蒌;睡眠欠佳者,加黄连、肉桂;舌紫黯甚者,加桃仁、红花。

【附记】引自《名医治验良方》毛德西方。本方作为河南省中医院传统保留药品,从建院至今,已在临床上使用近 20 年。该方吸取了唐代孙思邈《千金翼方》四参汤的经验,也是毛氏多年探索心脑血管病防治经验的结晶。经临床观察,其化瘀止痛、纠正心律作用突出,部分病人的左心室肥大也得到了改善。如验案。张某,男,56 岁。于 1996 年 10 月因心前区疼痛难以缓解而就诊。病人罹患冠心病 7 年,近日家事操劳,心前区疼痛加重,每日发作十余次,必用硝酸甘油与速效救心丸方可有所减轻。刻诊:痛苦面容,右手抚按左胸、不时呻吟、舌苔薄白腻、舌质紫黯、舌下静脉迂曲。急查心电图示,广泛性心肌缺血,脉证合参,为气阴两虚,血脉瘀滞所致。拟益气养阴,活血通络法。处以五参顺脉胶囊,1 次 5 粒,每日 3 次,白开水送服。并拟:炮附子(另煎兑入)、桂枝、苏子各 10 克,炙甘草 15 克。水煎两次药液混合,分多次服用。翌日,电话告知心前区疼痛明显缓解。服药 3 剂后,每日仅发作 1～2 次,后停服汤剂,仅服五参顺脉胶囊。2 周后症状消失。心电图示:部分导联 T 波有所改善。

127. 通脉散

【组成】沉香、檀香、制乳香、田三七各 30 克。【制法】散剂。上药等量共研细末,过筛和匀,贮瓶备用。【用法】每次 3～6 克,汤水(即同时配合服用"加减"中所列相应证型汤药)冲服。【功能】活血化瘀,通脉定痛。【主治】通治各种证型冠心病心绞痛(症状见"加减"中)所列各证候类型。

【加减】通脉散治疗冠心病心绞痛为急治其标之剂。须根据辨证论治,因人制宜的原则同时配合汤药吞服才能取得满意的效果。高氏将本病辨证分为 7 种证候类型。并指出应配合服用的相应治疗。如:①气虚型。每因劳累而诱发。临床多伴有面色少华、头昏、心悸、气短、乏力、纳差、舌边有齿印,脉微弱或结代等心脾气虚型。方用归脾汤加减。②气滞型。每因情志不遂而发。临床表现为心痛连胁、胸闷叹息、脉弦或沉弦等肝郁气滞证,方用逍遥散加减。③血虚型。本类病人心绞痛每于夜间或休息时发作,临床多伴有面色无华、头昏眼花、心悸失眠、手麻木,舌淡、脉细弱或结代等营血亏虚证,治疗选用验方"补血六君汤"[黄芪 30 克,当归 10 克,丹参、熟地黄、阿胶(烊化)、枸杞子各 10 克]。④血瘀型。临床可见心前区或胸骨后剧痛,甚则如针刺样,痛处每次发作固定不移,伴心烦、胸闷、唇甲青紫、舌紫黯、舌下静脉瘀紫,脉沉弦或涩等血瘀络阻证,方用血府逐瘀汤。⑤寒凝型。每因感寒而诱发。临床多见心痛彻胸连背,手足厥冷、舌青紫苔白、脉沉紧或涩为寒凝脉阻症。方用重剂麻黄附子汤合二化汤。⑥痰阻型。临床除见心下冷痛、胸闷心悸外,还伴有纳差、恶心呕吐、苔厚腻等痰浊中阻症。每用自拟验方"温脾豁痰汤"(瓜蒌皮、薤白、姜半夏、陈皮、白芥子、苏子、茯苓、白术、桂枝、干姜各 10 克,吴茱萸、远志各 6 克)。⑦食滞型。临床可见心绞痛,每因过量饱餐而诱发。除表现为心胸闷痛外,尚可见脘满拒按,嗳腐恶食,苔厚浊,脉滑实等食滞中焦证,治疗用保和汤加减。

【附记】引自《名医治验良方》。高咏江方。高氏临床辨证分为七型,并据此七型遣方用药,以配合"通脉散"同时服用,取得满意的治疗效果。如验案。王某,男,62 岁。1971 年 4 月 2 日初诊。素有"冠心病"史,近 1 个月劳累后,即觉头昏、乏力、心悸、气短,继则出现心前区疼痛,休息后能缓解。诊舌淡紫,苔薄,舌边有齿印,脉结代。辨证为心痛证(气虚型),投以归脾汤加减,冲服"通脉散",处方:黄芪 30 克,党参 15 克,当归、茯神、白术、酸枣仁(炒)、龙眼肉、龙齿(先煎)各 10 克,远志 6 克。每日 1 剂,水煎服,分 2 次服,每服冲吞"通脉散"3 克,汤散并服 1 个月,心绞痛未再发作。其他症状亦明显改善。遂停服"通脉散"以免耗气,单服归脾汤加减,连治月余,恙消症平。

128. 胸痹膏

【组成】①生晒参(另煎,收膏时兑入)50 克,炙黄芪 150 克,制黄精 120 克,金雀根 150 克,当归身 120 克,赤白芍各 90 克,紫丹参 120 克,大川芎、桃仁、红花各 90 克,熟地黄、玉竹各 150 克,全瓜蒌(打碎)120 克,肉桂(后下)50 克,淡远志 60 克,酸枣仁 90 克,五味子 60 克,朱茯神 120 克,焦六曲各 90 克,石菖蒲 60 克,枸杞子 90 克,灵磁石(先煎)300 克,紫石英(先煎)300 克,煅牡蛎(先煎)300 克,炙甘草 90 克。②明阿胶 100 克,鹿角胶 60 克,益母草膏 1 瓶(中成药),鸡血藤膏 1 瓶(中成药),湘莲肉、大枣(去核)各 120 克,白文冰 250 克,陈酒 500 毫升。【制法】膏滋。先将①组药除生晒参外,加水煎 3 次合并滤液,加热浓缩成清膏状,再加②组药和生晒参汁,搅拌均匀,文火收膏即成。收贮备用。【用法】口服,每次 15～20 毫升,每日 2 次。【功能】益气养阴,理气通络。【主治】胸痹,症见胸闷而痛,食后痞胀,夜寐不安,晕厥时作、脉结代、舌淡,苔薄腻中裂,或经前腹胀。【附记】引自《名医治验良方》朱南山方。屡用效佳。

129. 心脑康胶囊

【组成】丹参、赤芍、制何首乌、枸杞子、葛根、川芎、红花、泽泻、牛膝、地龙、郁金、远志(蜜炙)、九节菖蒲、鹿心粉、酸枣仁、甘草(剂量自控)。【制法】胶囊。上药共研细末,过筛、和匀,装入胶囊,每粒 0.25 克,备用。【用法】每次 4 粒,每日 3 次,白开水送服。【功能】活血化瘀,通窍止痛。【主治】冠心病,用于瘀血阻络所致的胸痹、眩晕,症见胸闷、心前区刺痛、头晕头痛、冠心病、心绞痛及脑动脉硬化症。尚对失眠、健忘、神经衰弱亦有良效。【附记】引自《新编简明中成药手册》。屡用效佳。注意事项参见心安宁片。

130. 心安宁片

【组成】制何首乌、山楂、葛根、珍珠粉(剂量自控)。【制法】片剂,上药共研细末,过筛和匀,依规加工成片剂,每片重0.45克,贮瓶备用。【用法】每次4～5片,每日3次,温开水送服。【功能】补肾宁心、活血通络、化浊降脂,有一定降血脂和抗凝血作用。【主治】用于肾虚血瘀型原发性高血压、冠心病心绞痛、高脂血症,症见胸闷心痛、甚或刺痛、固定不移、入夜尤甚、心悸少寐、头晕腰痛;或伴有心悸不宁、心烦、少寐、胸闷不舒、头晕腰酸;或伴有目涩、耳鸣;舌暗红,脉沉细涩的胸痹、心悸和眩晕患者。【附记】引自《新编简明中成药手册》。屡用有效。注意事项:①饮食宜清淡,低糖、低盐、低脂,食勿过饱;忌生冷、辛辣、油腻食品,忌酒、禁烟和浓茶。②保持心情舒畅,及时调整心态。③服本药期间,心绞痛持续发作,宜加服硝酸酯类药物;如果出现剧烈心绞痛、心肌梗死、严重心律失常等,应就地急救。

131. 通脉养心口服液

【组成】地黄、鸡血藤各100克,麦冬、甘草、制何首乌、阿胶、五味子、党参各60克,醋龟甲、大枣(去核)各40克,桂枝20克。【制法】口服液。上药共精制成合剂1000毫升(口服液)。贮瓶备用。【用法】口服。每次10～15毫升,每日2次。【功能】益气养阴,通脉止痛。【主治】冠心病、心绞痛及心律不齐之气阴两虚症,症见胸闷、胸痛、心悸、气短、脉结代。【附记】引自《集验中成药》。屡用有效。

132. 益心舒胶囊

【组成】人参、麦冬、黄芪、山楂各 200 克,五味子、川芎各 133 克,丹参 267 克。辅料为淀粉适量。【制法】胶囊。上药共研为细末,过筛,入淀粉和匀,装入胶囊,每粒 0.4 克。收贮备用。【用法】每次 3 粒,温开水送服。每日 3 次。【功能】益气复脉,活血化瘀,养阴生津。【主治】气阴两虚,瘀血阻脉所致的胸痹,症见胸痛、胸闷、心悸气短、脉结代、冠心病、心绞痛见上述证候者。【附记】引自《中华人民共和国药典》。屡用效佳。

133. 心舒宁片

【组成】毛冬青 108 克,银杏叶 540 克,葛根 170 克,益母草 330 克,豨莶草 330 克,柿叶 40 克。辅料为硬脂酸镁,滑石粉各适量。【制法】片剂。将上药精制成 1000 片(糖衣片),每片芯 0.29 克。贮瓶备用。【用法】每次服 5～6 片,温开水送服,每日 3 次。【功能】活血化瘀。【主治】心脉瘀阻所致的胸痹、心痛、冠心病、心绞痛、冠状动脉供血不足见上述证候者。【附记】引自《中华人民共和国药典》。屡用效佳。

134. 灯盏生脉胶囊

【组成】灯盏细辛 3000 克,人参 600 克,五味子 600 克,麦冬 1100 克。辅料为淀粉、硬脂酸镁等各适量。【制法】胶囊。将上药共精制成胶囊剂 1000 粒,每粒 0.18 克。收贮备用。【用法】每次 2 粒,饭后 30 分钟用温开水送服。每日 3 次。2 个月为 1 个疗程,疗程可连续,巩固疗效或预防复发,每次 1 粒。每日 3 次。【功能】益气养阴,活血健脑。【主治】气阴两虚,瘀阻脑络引起的胸痹心痛、中风后遗症;常见症状为痴呆、健忘、手足麻木;冠心病心绞痛、缺血性心脑血管疾病、高脂血症见上述证候者。【附记】引自《中华人民共和国药典》。屡用有效。脑出血急性期禁用。

135. 镇心痛口服液

【组成】党参、三七、醋延胡索、地龙、薤白、炒葶苈子、肉桂、冰片、薄荷脑各适量。辅料为蔗糖 83 克,甜菊素 0.5 克。【制法】口服液。将上药精制成 1000 毫升口服液,贮瓶备用。【用法】每次20 毫升,每日 3 次。【功能】益气活血,通络化痰。【主治】气虚血瘀、痰阻脉络所致的胸痹,症见胸痛、胸闷、心悸、气短、乏力、肢冷;冠心病心绞痛见上述证候者。【附记】引自《中华人民共和国药典》。屡用效佳。孕妇慎用。本品久存后可有轻度沉淀,请摇匀服用。不影响功效。

136. 舒心口服液

【组成】党参、黄芪各 225 克,红花、当归、川芎、三棱、蒲黄各150 克。辅料为蔗糖 100 克或甜菊素 0.3 克,以及苯甲酸钠 3 克调节 pH。【制法】口服液。将上药共精制成口服液 1000 毫升,贮瓶备用。【用法】口服。每次 20 毫升,每日 2 次。【功能】补益心气,活血化瘀。【主治】心气不足、瘀血内阻所致的胸痹,症见胸闷憋气、心前区刺痛、气短乏力、冠心病心绞痛见上述证候者。【附记】引自《中华人民共和国药典》。屡用有效。孕妇慎用。

137. 神香苏合丸

【组成】人工麝香、冰片各 50 克,水牛角浓缩粉 400 克,乳香(制)、安息香各 100 克,白术、香附、木香、沉香、丁香、苏合香各200 克。辅料为淀粉 13.4 克,乙醇适量。【制法】丸剂。将上药共精制成微丸,每瓶 0.7 克,备用。【用法】每次 1 瓶(0.7 克),温开水送服,每日 1～2 次。【功能】温通宣痹,行气化浊。【主治】寒凝心脉,气阴不畅所致的胸痹,症见心痛、胸闷、胀满、遇寒加重;冠心病心绞痛见上述证候者。【附记】引自《中华人民共和国药典》。屡用效佳。孕妇禁用。本品每丸含丁香以丁香酚（$C_{10}H_{12}O_2$）计,不得少于 4.5 毫克。

138. 冠心丹参片

【组成】丹参、三七各 200 克,降香油 1.75 毫升。【制法】片剂。上药共研细末,加入降香油等和匀,依法压制成片,每片 0.4 克,贮瓶备用。【用法】每次 3 片,温开水送服。每日 3 次。【功能】活血化瘀、理气止痛。【主治】气滞血瘀,冠心病所致的胸闷、胸痹、心悸气短。【附记】引自《中华人民共和国药典》。屡用效佳。

139. 舒胸胶囊

【组成】三七 100 克,红花 100 克,川芎 200 克。【制法】胶囊。上药共研细末和匀,装入胶囊,每粒 0.35 克,收贮备用。【用法】每次 3 粒,温开水送服,每日 3 次。【功能】活血、祛瘀、止痛。【主治】瘀血阻滞、胸痹、心痛、跌打损伤、瘀血肿痛、冠心病、心绞痛、心律失常、软组织损伤、肺心病、心肌炎、脑血栓（溢血）及糖尿病的辅助治疗。【附记】引自《中华人民共和国药典》。屡用效佳。孕妇慎用。热证所致瘀血证忌用。

140. 八味沉香散

【组成】沉香 200 克,肉蔻、广枣、石灰华、乳香、木香、诃子（煨）、木棉花各 100 克。【制法】散剂。上药共研为细末,过筛、和匀,贮瓶备用。【用法】每次 0.9～1.5 克,温开水送服。每日 2 次或 3 次。【功能】清心热、养心、安神、开窍。【主治】热病攻心,神昏谵语、冠心病心绞痛等心脑血管疾病。【附记】引自《中华人民共和国药典》。屡用效佳。

141. 精制冠心片

【组成】丹参 375 克,赤芍、川芎各 187.5 克,降香 125 克。【制法】片剂。上药共精制成片剂,每片 0.45 克,贮瓶备用。【用法】每次 6～8 片,温开水送服。每日 3 次。【功能】活血化瘀。【主治】胸痹。用于心血瘀阻之冠心病、心绞痛。【附记】引自《中华人民共和国药典》。屡用有效。

142. 宁心膏

【组成】丹参、当归、川芎、红花、羌活各 30 克,丁香 10 克,苏合香 1 克,氮酮 2 克。【制法】药膏。先将丹参、当归、川芎、红花、羌活加水煎 2 次,合并滤液,加热浓缩至稠膏,丁香、苏合香研成细粉,加入浓缩的膏内,再加入氮酮搅匀(若膏不黏稠可加入适量蜂蜜),贮瓶备用。【用法】外用。每取药膏 1 克涂在备好的胶布上,贴在神阙、至阳、建里穴上,每 2 日换药 1 次。7 次为 1 个疗程。【功能】活血化瘀,芳香开窍,通络止痛。【主治】冠状动脉供血不足、心绞痛。【附记】引自《疑难杂症康复》。屡用效佳。

三、心 绞 痛

1. 薤白心痛散

【组成】瓜蒌实 18 克,薤白 9 克,煮半夏 6 克,丹参 9 克,当归尾 5 克,川芎 4.5 克,檀香(或用真降香等量代)6 克。【制法】散剂。上药共研粗末,和匀备用。【用法】取上药末,加水 300 毫升,浸泡,用文火煎煮至 250 毫升,加白酒 20 毫升分冲,而不饮酒者以 2 毫升分冲为引即可。药渣再加水煎 1 次服之。【功能】活血理气、温阳通痹。【主滞】心绞痛。【附记】引自《中国当代中医名人志》郑孙谋方。屡试屡验。临床观察:方中加白酒者效佳,不加白酒者效稍逊。

2. 定痛保心散

【组成】延胡索 50 克,三七粉 30 克。【制法】散剂。上药共研极细末,和匀过筛,贮瓶备用。【用法】每次 6 克,每日 2～3 次,黄酒为引,温开水送服。【功能】理气活血、通络止痛。【主治】心绞痛。【附记】引自《中国当代中医名人志》马明非方。屡用效佳。

3. 人参三七沉香散

【组成】人参、三七、沉香各等分。【制法】散剂。上药共研极细末,和匀过筛,贮瓶备用。【用法】每次 3～5 克,每日 3 次,温开水送服。【功能】益气化瘀、止痛消胀。【主治】心绞痛,年迈体弱,以气虚为主,有轻度瘀血及腹胀者。【附记】引自翁维良《杂病证治》。

屡用皆效。

4. 活血止痛散

【组成】乳香、没药、血竭、冰片(用量可随症酌定。一般前3味药各等分,冰片减半)。【制法】散剂。上药共研极细末,和匀过筛,贮瓶备用。【用法】每次2～3克,每日3次,温开水送服。【功能】活血化瘀、通络止痛。【主治】心绞痛(瘀血型)。【附记】引自翁维良《杂病证治》。屡用皆效。

5. 参 七 散

【组成】白人参15克,三七9克,川附片9克,郁金12克,山楂9克,五灵脂9克,肉桂6克,降香9克,乳香3克,炙甘草15克。【制法】散剂。上药共研极细末,和匀过筛,贮瓶备用。【用法】每次6克,用米醋或热黄酒送服。【功能】扶助心阳、理气止痛。【主治】胸痹真心痛,心绞痛。【附记】引自任应秋《任应秋论医集》。屡用神验。

6. 养 心 膏

【组成】牛心、牛胆各1个,麻油1750毫升,太子参、麦冬、天冬、血竭、柳枝、桑枝、桃枝、冬青各30克,五味子、黄芪、丹参、桃仁、红花、川芎、生龙牡、牛角粉、天花粉、萆薢仁、生草乌、生南星、槐枝、透骨草、徐长卿、苍耳子各60克,降香、木鳖仁、穿山甲(代)、皂角刺、胆星、川黄连、巴豆仁、生蒲黄、九节菖蒲各30克,五灵脂15克,细辛、荜茇、高良姜各21克。【制法】膏药。先用麻油将牛心、牛胆炸之焦枯后除去,再加余下药物,熬之焦黄后,去渣炼油,至滴水成珠时,加入陶丹600克,拌匀收膏。稍凉后加入下列药物(均研为极细末):冰片、檀香、寒水石、密陀僧各30克,参三七、明矾各21克,芒硝、朱砂、赤石脂各15克,牛胶(加水蒸化)90克。搅匀后,分别摊为直径7厘米膏药。收贮备用。【用法】外用。同时将膏药温熨化开,然后贴于胸或背部疼痛处(阿是穴),如疼痛部位不固定,则直接贴于心前区。1次可贴1~4张。痛重可多贴,痛轻可少贴。【功能】活血化瘀、芳香通窍、宣痹通阳、温经止痛。【主治】心绞痛。【附记】引自程爵棠《百病中医膏散疗法》。屡用效佳。本方对胸阳不振、阴寒凝滞、气滞血瘀者有疗效。止痛生效时间多在1周后。湿痰重者不宜使用。故《理瀹骈文》在养心膏条下有注:"胸有湿痰梗塞者勿用"之戒。

7. 心 舒 散

【组成】白檀香、制乳香、川郁金、醋延胡索、制没药各12克,冰片2克。【制法】散剂。上药共研极细末,另加麝香0.1克(为细末)和匀,贮瓶备用,勿泄气。【用法】外用。用时取少许,用二甲基亚砜调成软膏状置膏药中心(或伤湿止痛膏),贴膻中、内关(双)穴。每日换药1次。【功能】活血、通窍、止痛。【主治】心绞痛。【附记】引自程爵棠《百病中医膏散疗法》。屡用效佳。

8. 活血养心丸

【组成】田三七60克,醋柴胡30克,香砂仁15克,紫丹参60克,全当归30克,广陈皮15克,血琥珀60克,杭白芍60克,炒远志30克,朱茯神60克,柏子仁60克,五味子30克,寸麦冬30克,台党参60克,卧蛋草60克,酒川芎30克,大生地60克,炙甘草60克,炒枳壳15克,苦桔梗15克。【制法】药汁丸。上药共研细末,和匀过筛,另取龙眼肉300克,煎浓汁去渣合为小丸。贮瓶备用。【用法】每次6克,每日早、晚各服1次,白开水送下。【功能】理气活血、养心和肝。【主治】心绞痛(心阴不足型)。【附记】引自祝谌予《施今墨临床经验集》。施氏云:"阳虚固有之,阴虚者尤多见。"故以理气活血、养心和肝为法,用之临床,屡用良效。

9. 复方三七片

【组成】三七 20 克,沉香 15 克,广郁金 15 克,延胡索 15 克,血竭 15 克,琥珀 15 克,冰片 0.5 克。【制法】片剂。上药共研细末,和匀,依法制成片剂。每片重 0.5 克。分装备用。【用法】每次 4～6 片,每日 3 次,温开水送服。【功能】活血化瘀、理气止痛、芳香开窍。【主治】各种心脏病所致心绞痛、闭塞性脑血管病、血栓闭塞性脉管炎、静脉炎,以及各种瘀证。【附记】引自《中国当代中医名人志》赵琨方。屡用效佳。

10. 葛根冠心丸

【组成】葛根 30 克,丹参 30 克,当归 10 克,赤芍 10 克,川芎 10 克,红花 15 克,桃仁 15 克,苏合香 0.5 克,檀香 10 克,沉香 10 克,冰片 1 克。【制法】水丸。上药共研细末,和匀过筛,冷开水泛为小丸,贮瓶备用。【用法】每次 1.5～3 克,每日 3 次,温开水送服。【功能】活血化瘀、芳香通窍、理气止痛。【主治】各种心脏病,心绞痛,闭塞性心脑血管疾病,偏头痛等。【附记】引自《中国当代中医名人志》赵琨方。屡用效佳。

11. 心 痛 丸

【组成】桂枝 60 克,阿胶 180 克,党参 180 克,龟甲 300 克,麦冬 180 克,鸡血藤 300 克,五味子 180 克,炙甘草 180 克,生地黄 300 克,红枣 120 克,冰糖 120 克。【制法】浓缩丸。上药除冰糖、阿胶外,余药加水煎煮 3 次,取汁留渣,合并滤液,混合过滤,加入溶化了的冰糖、阿胶和匀,浓缩收膏,制成丸剂,每丸重 9 克,分装备用。【用法】每次 1 丸,每日 2 次,白开水送服。每周观察 1 次,4 周为 1 个疗程。【功能】益气通阳、活血止痛。【主治】心绞痛。【附记】引自曹春林《中药制剂汇编》。屡用效佳。

12. 健 心 片

【组成】毛冬青800克,豨莶草160克,丹参30克,三七40克,降香10克,冰片2克。【制法】片剂。先取红花、三七、降香共研制细粉,余药加水煎煮2次,过滤,合并滤液,浓缩成膏。加入上述细粉和适量饴糖,混匀,70℃烘干,粉碎,用适量乙醇湿润制粒,加入冰片(研细末)及颗粒量2%的滑石粉,拌匀,压片,包黄色糖衣,即得。片芯重0.26克。分装备用。【用法】每次4～6片,每日3次,温开水送下。【功能】活血、止痛。【主治】心肌劳损,心绞痛,动脉硬化。【附记】引自《河南省药品标准》。屡用效佳。孕妇忌服。

13. 心 痛 散(一)

【组成】蒲黄30克,延胡索30克,细辛10克,檀香10克,冰片3克,硝苯地平15片。【制法】散剂。上药共研细末,和匀过筛,贮瓶备用。【用法】外用。用时每取本散15克,用食醋或白酒适量调和成稀糊状,外敷于双手心劳宫穴和阿是穴(心前区疼痛处),包扎固定。每日换药1次,10次为1个疗程。【功能】活血通络、行气止痛。【主治】心痛(心绞痛)。【附记】引自程爵棠《手部疗法治百病》笔者师传秘方。屡用效佳。若配用本散内服(每次3克,日服3次),可提高疗效。

14. 丹参止痛膏

【组成】丹参50克,山楂50克,三七(或用参三七)30克,延胡索30克。【制法】散剂。上药共研细末,和匀过筛,贮瓶备用。【用法】外用。用时取药末15克,以鲜韭菜根适量,捣汁(或用食醋)调和成软膏状,贴敷于双足底涌泉穴上,上盖敷料,胶布固定。每日换药1次,或加敷膻中穴。若同时加服本散3～6克,每日2次,开水冲服,可提高疗效。【功能】活血化瘀、理气止痛。【主治】心绞痛。【附记】引自程爵棠《足底疗法治百病》笔者经验方。多年使用,治验甚多,内外并用,止痛有效率达100%。若在足部按摩后配用,可缩短疗程,提高疗效。

15. 止 痛 散

【组成】延胡索30克,川楝子30克。【制法】散剂。上药共研极细末,和匀过筛,贮瓶备用。【用法】每次10克,每日3次,开水冲服。【功能】行气、止痛。【主治】心前区疼痛、胸闷者。【加减】若寒证较显著者,加制附子10克,干姜6克,桂枝9克;伴有瘀血表现者,加当归15克,丹参10克,参三七15克。【附记】引自程爵棠《单方验方治百病》。屡用有效。

16. 芍 七 散

【组成】赤芍100克,三七40克,细辛20克。【制法】散剂。上药共研极细末,和匀过筛,贮瓶备用。【用法】每次6克,每日3次,开水冲服。【功能】活血、止痛。【主治】心绞痛。【附记】引自程爵棠《单方验方治百病》。屡用有效。

17. 参麦田七散

【组成】红参30克,麦冬30克,田三七15克。【制法】散剂。上药共研极细末,和匀过筛,贮瓶备用。【用法】每次3～6克,每日2次,温开水冲服。【功能】益气养阴、活血化瘀、通脉止痛。【主治】冠心病、心绞痛(气阴虚挟瘀型)。【加减】若心胸痛甚者,可酌加郁金、川芎、丹参;形寒肢冷,脉迟为阳虚较甚者,可酌加制附子、巴戟天、仙茅、淫羊藿、鹿茸以温补阳气。【附记】引自程爵棠《单方验方治百病》。屡用有效。

18. 吹 鼻 散

【组成】雄黄、辛夷、猪牙皂各1.5克,冰片1克,麝香0.3克,洋金花半朵。【制法】散剂。上药共研极细末,和匀,贮瓶备用,勿泄气。【用法】外用。每取本散少许吹入鼻孔内,每隔3个小时吹鼻1次,至痛止为度。【功能】清热解毒、通窍止痛。【主治】心绞痛。【附记】引自《集验中成药》。屡用神验。

19. 二 霜 散

【组成】柿霜30克,西瓜霜30克,延胡索15克,三七6克。【制法】散剂。上药共研细末,和匀,贮瓶备用。【用法】每次9克,每日2次,温开水送服。【功能】清热除烦、理气止痛。【主治】心绞痛。【附记】笔者经验方。屡用有效。

20. 当归三七散

【组成】当归30克,三七粉3克,肉桂粉15克。【制法】散剂。将三七、肉桂粉和匀,当归煎药,备用。【用法】每日1料,每日分2或3次,用当归汤送服。连服7～10天。【功能】活血化瘀止痛。【主治】胸痹心绞痛(心血瘀阻型)。【加减】恶心不进食者,加生姜与当归煎;为加强养血安神之功,可加麦冬、柏子仁、黄精、丹参,且可加入佛手,与当归同煎汤;若气虚卫阳不固自汗时,加黄芪(重用)、防风、浮小麦,益气固表敛汗,与当归同煎;气虚湿甚、泄泻或便溏者,加苡仁、泽泻、炒白扁豆,与当归同煎。【附记】引自《单方验方治百病》。屡用效佳。

21. 心 痛 散 (二)

【组成】太子参、生龙骨各15克,茯神(茯苓)、菖蒲、远志、丹参、麦冬、川芎、延胡索各16克,桂枝8克,五味子6克,炙甘草5克。【制法】散剂。上药共研细末,和匀,贮瓶备用。【用法】口服。每日20～30毫升,每日2次。【功能】通心阳、益心气、养心血、调营卫。【主治】冠心病心绞痛、胸闷、心悸、心痛等。【加减】可随症加减。【附记】引自《名医治验良方》高辉远方。屡用效佳。本方可应用于心系疾病,均以此为基本方,加减进退,辨证施治,颇为得心应手,效佳。

22. 养心氏片

【组成】黄芪、党参、丹参、葛根、淫羊藿、山楂、地黄、当归、黄连、醋延胡索、灵芝、人参、炙甘草（剂量自控）。【制法】片剂。将上药共精制成片剂，每片重 0.3 克和 0.6 克。贮瓶备用。【用法】片重 0.3 克，每次 4～6 片，片重 0.6 克，每次 2～3 片，均为每日 3次，温开水送服。【功能】益心活血、化瘀止痛。【主治】气虚血瘀所致的胸痹、胸闷、心悸气短、心前区刺痛；冠心病心绞痛见上述证候者。【附记】引自《中华人民共和国药典》。屡用效佳。孕妇慎用。

23. 冠心生脉口服液

【组成】人参、麦冬、醋五味子、丹参、赤芍、郁金、三七（剂量自控）。【制法】口服液。上药共精制成口服液，每毫升含生药 2 克。贮瓶备用。【用法】口服。每次 20 毫升，每日 3 次。【功能】益气生津，活血通脉。【主治】因气阴不足、心脉瘀阻所致的心悸气短、胸闷作痛、自汗乏力、脉微结代。【附记】引自《中华人民共和国药典》。屡用效佳。孕妇慎用。

24. 利脑心胶囊

【组成】丹参、川芎、粉葛根、地龙、赤芍、红花、郁金、制何首乌、泽泻、枸杞子、炒酸枣仁、远志、九节菖蒲、牛膝、甘草（剂量自控）。【制法】胶囊。上药共研为细末，和匀，装入胶囊，每粒 0.25 克，贮瓶备用。【用法】每次 4 粒，每日 3 次，温开水送服。饭后服用。【功能】活血祛瘀，行气化瘀，通络止痛。【主治】因气滞血瘀，痰浊阻络所致的胸痹刺痛、绞痛、固定不移、入夜更甚、心悸不宁、头晕头痛；冠心病、心肌梗死、脑动脉硬化、脑血栓见上述证候者。【附记】引自《中华人民共和国药典》。屡用效佳。

25. 活心丸

【组成】麝香、蟾酥、人参浸膏、牛黄、冰片、附子、红花、熊胆、珍珠(剂量自控)。【制法】丸剂。上药共研为细末、和匀、水泛为丸,每索丸重 20 毫克。贮瓶备用。【用法】每次 1～2 丸,每日 1～3次,温开水送服。【功能】益气活血,芳香开窍,宣痹止痛。【主治】心血瘀阻、心气亏虚所致的胸痹心痛。用于气虚血瘀。胸阳失展所致的胸痹、胸闷、心痛、气短、乏力,冠心病及其他心脏病之心绞痛、心肌缺血、心功能不全见上述证候者。【附记】引自《新编简明中成药手册》。屡用效佳。药后偶见颜面水肿;孕妇及妇女经期禁用。

四、病毒性心肌炎

1. 三黄参芪散

【组成】炙黄芪25克,川黄柏10克,黄芩10克,川黄柏10克,潞党参30克,全当归20克,白芍20克,五味子15克,玉竹15克,酸枣仁15克,丹参15克,枳壳12克,琥珀5克,炙甘草10克。【制法】散剂。上药共研细末,和匀,贮瓶备用。【用法】每次15～30克,每日3次,白开水冲服或水煎服。1个月为1个疗程。【功能】益气养阴、清热解毒、养血安神。【主治】病毒性心肌炎。【附记】引自《集验中成药》。屡用效佳。一般用药1～2个疗程即可见效或获愈。

2. 三参万年散

【组成】党参30克,丹参20克,赤芍20克,万年青20克,川芎20克,苦参20克,桂枝10克,五味子10克,茯苓15克,车前草15克,生甘草12克。【制法】散剂。上药共研细末,和匀,贮瓶备用。【用法】每次15～30克,每日3次,白开水冲服或水煎服。1个月为1个疗程。【功能】益气活血、清热解毒、强心利尿。【主治】病毒性心肌炎。【加减】若心悸甚者,加炙远志、柏子仁、珍珠母各15克;若胸闷者,加合欢皮、佛手各12克;若伴有外感热毒者,加连翘、金银花各30克。【附记】引自《集验中成药》。屡用效佳。一般用药1～3个疗程即可见效或痊愈。服药期间,停服西药。

3. 参地苓术散

【组成】生地黄 30 克,潞党参 30 克,生黄芪 30 克,丹参 20 克,龙眼肉 20 克,全当归 20 克,白术 20 克,茯苓 20 克,郁金 15 克,川芎 15 克,炙远志 15 克,柏子仁 15 克,枳壳 15 克,炙甘草 6 克。【制法】散剂。上药共研细末,和匀,贮瓶备用。【用法】每次 15～30 克,每日 3 次,用大枣汤冲服或加大枣 5 枚,水煎服。1 个月为 1 个疗程。【功能】益气健脾、养血安神。【主治】病毒性心肌炎。【加减】若胸痛者,加田三七粉、红花、桃仁各 10 克;若胸闷者,加合欢皮 15 克;若热甚者,加苦参、牡丹皮各 15 克。【附记】引自《集验中成药》。屡用效佳。一般用药 1～3 个疗程即获痊愈或见效。

4. 复方生脉散

【组成】党参 12 克,麦冬 9 克,五味子 6 克,丹参 15 克,青龙齿(或白龙齿,但效差)15 克,琥珀 1.5 克。【制法】散剂。上药共研细末,和匀,贮瓶备用。【用法】每次 20 克,每日 3 次,白开水冲服或水煎服,1 个月为 1 个疗程。【功能】益气、养阴。【主治】病毒性心肌炎后遗症频繁早搏。【加减】临床应用可随症加减。【附记】引自《名医治验良方》沈道修方。屡用效佳。患者如呈顽固性二联律、三联律、早搏,服药后,变为频繁早搏(10～20 次以上/分),则是可喜的苗头,可望逐渐好转乃至痊愈。

5. 奇玉凤心散

【组成】玉竹 15 克,白薇 9 克,桑寄生 12 克,徐长卿 15 克,生黄芪 15 克,麦冬 9 克,生地黄 15 克,甘草 6 克,秦艽 9 克。【制法】散剂。上药共研细末,和匀,贮瓶备用。【用法】每次 15～30 克,每日 3 次,白开水冲服或水煎服。1 个月为 1 个疗程。【功能】益气养阴、疏风利湿、通络。【主治】风湿性心肌炎。【加减】若关节痛明显者,加路通子、威灵仙;痛剧者,可加服小活络丹;心悸明显者,加酸枣仁、合欢皮;气短者,加太子参、五味子;热偏甚者,加板蓝根、知母;挟外感者,去黄芪、生地,加入连翘、忍冬藤。【附记】引自《名医治验良方》俞长荣方。本人临床应用十余年,实践证实确有较好疗效。特别是对改善心悸、气短、缓解关节疼痛效果较好,能使血沉、抗"O"降低。

6. 半 夏 膏

【组成】半夏 18 克,生姜 24 克,茯苓 12 克,丹参 30 克。【制法】药膏。上药除生姜外共研细末,和匀,将生姜捣烂,加米醋适量,与药末调和成软膏状,收贮备用。【用法】外用。用时取本膏 15 克,分贴两足底涌泉穴上或加敷膻中穴,上盖敷料,胶布固定。每日换药 1 次,10 次为 1 个疗程。【功能】化痰降逆、活血宁心。【主治】病毒性心肌炎后期。【附记】引自程爵棠《足底疗法治百病》笔者师授秘方。屡用有效。应根据病情,配合中药内治为宜,且可提高疗效。

7. 银花解毒膏

【组成】银花 30 克,连翘 30 克,板蓝根 30 克,丹参 50 克,北五加皮 9 克,苦参 9 克,合欢皮 15 克。【制法】膏滋。上药加水煎煮 3 次,滤汁去渣,合并滤液,加热浓缩成清膏,再加蜂蜜 100 克收膏即得。贮瓶备用。【用法】每次 15～30 克,每日 3 次,温开水调服。【功能】清热解毒、强心活血。【主治】病毒性心肌炎。【附记】引自《集验中成药》程爵棠方。多年应用,效果甚佳。

8. 健脾养心膏

【组成】黄花 100 克,党参 150 克,白术 100 克,茯苓 150 克,炙甘草 90 克,当归 100 克,龙眼肉 90 克,酸枣仁 150 克,炙远志 100 克,鸡血藤 200 克,灵芝 120 克,生地黄 100 克,红枣 150 克,阿胶 150 克。【制法】膏滋。上药除阿胶外,余药加水煎煮 3 次,滤汁去渣,合并滤液,加热浓缩为清膏,再将阿胶加适量黄酒浸泡后,隔水炖烊,冲入清膏,和匀,最后加蜂蜜 300 克收膏即成。收贮备用。【用法】每次 15～30 克,每日 2 次,开水调服。【功能】益气补血、养心安神。【主治】心肌炎后遗症(心血不足型)。表现为心悸,头晕,面色少华,倦怠乏力等。【加减】如心悸心慌明显者,加五味子 100克,丹参 150 克,百合 150 克;如头晕眼花明显者,加首乌 200 克,枸杞子 150 克。【附记】引自汪文娟《中医膏方指南》。屡用效佳。在治疗同时,应做好自我调摄:一是增强体质,预防感冒,能有效减轻发病,巩固疗效。二是心悸发作严重时,应卧床休息,以减轻心脏负担,有利于心肌炎早日康复。三是保持良好的情绪,有利于巩固治疗效果。

9. 桂附救心膏

【组成】制附子 60 克,桂枝 90 克,生龙骨 300 克,生牡蛎 300克,黄芪 150 克,党参 150 克,淫羊藿 150 克,丹参 150 克,五味子100 克,苦参 100 克,麦冬 150 克,炙甘草 100 克,阿胶 150 克。【制法】膏滋。上药除阿胶外,余药加水煎煮 3 次,滤汁去渣,合并滤液,加热浓缩为清膏,再将阿胶加适量黄酒浸泡后隔水炖烊,冲入清膏和匀,最后加入蜂蜜 300 克收膏即成。收贮备用。【用法】每次 15～30 克,每日 2 次,白开水调服。【功能】益气温阳、养阴清热、镇静救心。【主治】心肌炎后遗症(心阳不振型)。表现为心悸症状较重者,常有面白少气,形寒肢冷等。【加减】如形寒气短明显者,加生晒参粉 30 克;如体虚,反复感冒者,加白术 100 克,防风60 克,白芍药 150 克。【附记】引自汪文娟《中医膏方指南》。屡用效佳。

10. 归红护心膏

【组成】当归 100 克,丹参 150 克,川芎 90 克,赤芍药 150 克,桃仁 100 克,红花 60 克,延胡索 100 克,玫瑰花 60 克,檀香 60 克,琥珀 60 克,郁金 100 克,石菖蒲 150 克,陈皮 60 克,茯苓 100 克。
【制法】膏滋。上药加水煎煮 3 次,滤汁去渣,合并滤液,加热浓缩
为清膏,再加蜂蜜 300 克,收膏即成。收贮备用。【用法】每次
15～30 克,每日 2 次,白开水调服。【功能】活血化瘀、豁痰护心,
理气止痛。【主治】心肌炎后遗症(痰瘀痹阻型)。表现为心悸,胸
闷,气憋,心痛,大便溏薄,纳差等。【加减】如心悸、心痛症重者,加
三七粉 50 克;如食欲缺乏,大便溏薄,腹胀明显者,加苍术、白术各
100 克,炒枳实 100 克,厚朴 60 克。【附记】引自汪文娟《中医膏方
指南》。屡用效佳。

11. 清心养阴膏

【组成】玄参 30 克,沙参 12 克,麦冬 15 克,生地黄 30 克,大青
叶 9 克,蒲公英 12 克,黄芩 9 克,炙甘草 9 克,连翘 15 克。【制法】
膏滋。上药加水煎煮 3 次,滤汁去渣,合并滤液,加热浓缩为清膏,
再加蜂蜜 100 克收膏即成。收贮备用。【用法】每次 15～30 克,每
日 3 次,温开水调服。【功能】清心解毒、养阴护心。【主治】病毒性
心肌炎。【附记】引自《集验中成药》程爵棠祖传秘方。多年用之临
床,凡由心阴亏虚、复感病毒而致者,坚持服用,多获良效。

12. 清心生脉液

【组成】丹参 30 克,潞党参、北沙参各 15～30 克,麦冬 12～15
克,郁金 12 克,苦参 10 克,降香、薤白各 5～9 克,元参 9～12 克,
瓜蒌皮 9 克,五味子 3～5 克,川黄连 3 克。【制法】浓缩液。上药
加水煎 3 次,过滤,合并 3 次滤液,加热浓缩成口服液。每毫升内
含生药 2 克。贮瓶备用。【用法】口服。每次 30 毫升,每日 2～3
次。【功能】益气养阴、豁痰化瘀、清心定志。【主治】病毒性心肌
炎、胸痹之气阴两虚兼痰浊瘀滞者。临床表现为胸闷、心悸、心烦、
舌尖红、舌下瘀紫、苔黄、脉细数。【加减】咽痛红者,选加板蓝根、
金银花、金果榄、射干、木蝴蝶;舌红绛少津者,加生地、玉竹;苔黄

腻者,去北沙参、元参,加竹茹、陈皮;舌淡胖者,加生黄芪;低热不退者,加白薇、地骨皮;脉结代者,加茵陈、山楂。【附记】引自《集验中成药》陆芷青方。经10余年的临床使用,对气阴两虚夹痰瘀者,效果显著,有效率达93％以上。此外,还可用于冠心病气阴两虚夹痰瘀者。实为治疗病毒性心肌炎的妙方。

13. 银翘解毒液

【组成】连翘 8 克,金银花、大青叶、生地黄、丹参各 12 克,杏仁、川芎各 9 克,板蓝根 15 克,南沙参 12 克,芦根、麦冬各 15 克,玄参 20 克,炙甘草 10 克,桂枝 3 克,炙黄芪 20 克,党参 15 克,五味子 6 克。【制法】浓缩液。上药加水煎 3 次,过滤,合并 3 次滤液,加热浓缩成口服液。每毫升内含生药 2 克。贮瓶备用。【用法】口服。每次 20～30 毫升,每日 2～3 次。【功能】清热解毒、益气养阴、活血化瘀。【主治】病毒性心肌炎。症见突发心慌、气短胸闷、心前区疼痛、倦怠乏力、口干多汗,或心悸少寐、舌红脉弱。【附记】引自《集验中成药》。屡用效佳。

14. 参麦散(一)

【组成】太子参 25 克,麦冬、茶树根、丹参各 20 克,五味子、制川军、生甘草各 6 克,北沙参 15 克,小川连 9 克,板蓝根、淮小麦、全瓜蒌、煅龙牡各 30 克。【制法】散剂。上药共研细末和匀,贮瓶备用。【用法】每次 6～9 克,每日 3 次。用温开水送服。【功能】驱邪宁心、养阴复脉。【主治】病毒性心肌炎。症见心悸、头晕耳鸣、心烦少寐、形体消瘦、面色潮红、舌红绛、苔薄黄、脉结代。【附记】引自《集验百病良方》。屡用有效,久用效佳。

15. 参麦散(二)

【组成】太子参、麦冬、青龙齿、白芍、生地黄、百合、丹参、蒲公英各 10 克,牡蛎 20 克,川芎、五味子、炙甘草各 5 克,淮小麦 12

克。【制法】散剂。上药共研细末和匀。贮瓶备用。【用法】每次 9
克,每日 3 次。用红枣 3 枚煎汤送服。【功能】益气养心、清热解
毒、活血化瘀、潜镇安神。【主治】病毒性心肌炎、心律失常、神经衰
弱。【附记】引自《名医治验良方》曹永康方。屡用效佳。

16. 抗炎口服液

【组成】板蓝根 30 克,金银花 20 克,黄芪 18 克,黄柏、党参、丹
参、虎杖各 15 克,柏子仁、远志、麦冬各 12 克。【制法】口服液。上
药加水 3 次,合并滤液加热浓缩成口服液。每毫克含生药 2 克。
贮瓶备用。【用法】口服。每次 20 毫升,每日 2 次。【功能】清热解
毒、益气养心。【主治】急性病毒性心肌炎。【附记】引自《常见病中
医处方手册》。①加减。发热时加柴胡 10 克;伴有期前收缩、心动
过速,可加万年青 10 克;合并心力衰竭,加红参、附子;合并心肌缺
血时,加川芎、赤芍、玄参、生地黄。②疗效。用本方治疗 20 例,痊
愈 16 例,基本痊愈 2 例,好转 2 例,总有效率 100%。

17. 参地口服液

【组成】党参、生地各 30 克,黄芪 50 克,白术 20 克,炙甘草 5 克,
麦冬 30 克,五味子 15 克,桂枝 25 克。【制法】口服液。上药加水煎
3 次。合并滤液,加热浓缩或口服液。每毫含生药 2 克。贮瓶备用。
【用法】口服。每次 20 毫升。每日 2 次。【功能】益气通阳、滋阴复
脉。【主治】病毒性心肌炎。【附记】引自《中医杂志》。屡用效佳。
若胸痛者,加丹参 30 克,桃仁、红花、降香各 15 克,下肢浮肿者,加制
附子 15 克,肉桂 10～20 克,苡仁 40 克,车前子(包煎)15～20 克;周
身肌肉关节疼痛者,加防己 20 克,细辛 5～10 克。

18. 桃红四物散

【组成】熟地黄 120 克,当归、白芍、桃仁各 90 克,川芎、红花各
60 克。【制法】散剂。上药共研为细末、和匀,贮瓶备用。【用法】

口服,每次 6～9 克,温开水送服,每日 3 次。【功能】活血化瘀。【主治】病毒性心肌炎(瘀血内阻型)。【附记】引自《集验中成药》。有人用本方治疗 50 例,痊愈 25 例,显效 18 例,有效 5 例,无效 2 例。总有效率为 96％。

19. 参芪丸

【组成】黄芪、太子参、丹参各 30 克,五味子、麦冬各 15 克,炙甘草 10 克,琥珀 3 克。【制法】丸剂。上药共研为细末,和匀,水泛为丸如绿豆大小,贮瓶备用。【用法】每次 6 克,温开水送服。每日 3 次。【功能】益气养阴、活血通络。【主治】病毒性心肌炎(气阴两虚、瘀血阻脉型)。【附记】引自《集验百病良方》。有人用本方治疗 45 例,治愈 33 例,显效 5 例,有效 6 例,无效 1 例。总有效率为 97.78％。

20. 心肌炎片(一)

【组成】太子参、玉竹、生地黄、炙甘草各 3 克。【制法】片剂。先取本方一半量加水 200 毫升,煎取浓汁,再取另一半共研细末,随之混合在一起,和匀,压制成片(18 片),贮瓶备用。【用法】每次用剂量为:2 岁以内 1 片,2－4 岁 2 片,5－7 岁 3 片,8－10 岁 4 片,11－13 岁 5 片,13 岁以上 6 片。温开水送服,每日 3 次,连服 3 个月为 1 个疗程,连用 3 个疗程。【功能】益气养阴。【主治】小儿病毒性心肌炎(气阴两虚型)。症见心悸不宁,活动尤甚,少气懒言,烦热口渴等。【附记】引自《集验中成药》。屡用效佳。

21. 心肌炎片(二)

【组成】板蓝根、金银花各 6 克,黄连 3 克,人工牛黄 0.6 克。【制法】片剂。上药前 3 味一半加水 200 毫升,煎取浓汁;再将另一半共研细末和人工牛黄,随之混合在一起,和匀、压制成片(18 片),贮瓶备用。【用法】每次用剂量为:2 岁以内 1 片,2－4 岁 2

片,5—7岁3片,8—10岁4片,11—13岁5片,13岁以上6片。温开水送服,日服3次。连服3个月为1个疗程,以用2~3个疗程为宜。【功能】清心解毒。【主治】小儿病毒性心肌炎(邪热凌心型)、症见发热不退、鼻塞流涕、胸闷、心悸气短、肌痛肢楚。【附记】引自《集验中成药》。有人用本方治疗40例,显效20例,有效12例,无效8例,总有效率为80%。

22. 心肌炎片(三)

【组成】丹参、川芎、益母草、当归各3克,木香2克。【制法】片剂。先取本方一半加水200毫升,煎取浓汁;再取另一半共研细末,随之混合在一起,和匀,压制成片(18片),贮瓶备用。【用法】2岁以内1片,2—4岁2片,5—7岁3片,8—10岁4片,11—13岁5片,13岁以上6片。温开水送服,每日3次。连服3个月为1个疗程,以连用2~3个疗程为宜。【功能】活血化瘀。【主治】小儿病毒性心肌炎(痰瘀互阻型)。症见胸闷、胸痹、头晕心悸、气短叹息、舌质微紫。【附记】引自《集验中成药》。屡用效佳。

23. 心肌炎片(四)

【组成】附子(制)、甘松各3克,人参2克,细辛0.6克。【制法】片剂。先取本方一半加水200毫升,煎取浓汁;再取另一半共研细末,随之混合在一起,和匀,压制成片(18片),贮瓶备用。【用法】每次用剂量为:2岁以内1片,2—4岁2片,5—7岁3片,8—10岁4片,11—13岁5片,13岁以上6片,温开水送服,每日3次。连用3个月为1个疗程,以连用2个疗程为宜。【功能】温阳强心。【主治】小儿病毒性心肌炎(心阳虚弱型),症见心悸、头晕、胸脘痞满,疲乏无力、四肢不温等。【附记】引自《集验中成药》。有人用本方治疗60例,显效30例,有效22例,无效8例,总有效率为86.67%。

24. 心肌口服液（一）

【组成】金银花、板蓝根各 20 克，丹参 15 克，人参、五味子各 6 克，当归、麦冬各 12 克。【制法】口服液。上药加水煎 3 次，合并滤液，加热浓缩成口服液。每毫升含生药 2 克。贮瓶备用。【用法】口服。每次 20 毫升，每日 2 次。连用 30 日为 1 个疗程，以连用 2～3 个疗程为宜。【功能】益气养阴，清热解毒，活血宁心。【主治】病毒性心肌炎（气阴两虚型）。【附记】引自《集验百病良方》。用本方治疗 54 例，治愈 49 例，显效 3 便，有效 1 例，无效 1 例。所有有效病例均未再复发。

25. 心肌口服液（二）

【组成】黄芪 60 克，黄连、姜半夏、茯苓、茯神、姜竹茹、炒枳壳、生甘草各 10 克，陈皮 5 克，大枣 5 枚，生姜 3 片。【制法】口服液。上药加水煎 3 次，合并滤液，加热浓缩成口服液。每毫升含生药 2 克。贮瓶备用。【用法】口服。每次 20 毫升，每日 2 次。连用 1 个月为 1 个疗程，以连用 2～3 个疗程为宜。【功能】益气扶正，清热解毒，化痰宁心。【主治】急性病毒性心肌炎。【附记】引自《集验百病良方》。①加减。初起 1～2 个月时，加苦参、板蓝根、蒲公英，以增强患者的抗病毒能力；若心悸甚者，加龙齿、磁石、酸枣仁；胸闷甚者，加川芎、郁金、丹参、沙参、麦冬。②疗效。有人用本方治疗 268 例，在服药 6 个月后，痊愈 254 例，显效 5 例，有效 3 例，无效 6 例，总有效率为 98.0％。③注意事项。服药期间叮嘱患者卧床休息。

26. 心肌口服液（三）

【组成】红参（另煎兑入）、五味子、麦冬各 15 克，薤白 20 克，桂枝、附子各 15 克，丹参 20 克，郁金、甘草各 10 克，黄芪 30 克。【制法】口服液。上药加水煎 3 次，合并滤液，加热浓缩成口服液。每

毫升含生药 2 克。贮瓶备用。【用法】口服。每次 20 毫升,每日 2
次。连用 1 个月为 1 个疗程。【功能】益气温阳通络。【主治】病毒
性心肌炎(心气阳两虚、络脉瘀阻)。症见胸闷憋气、心悸怔忡,有
间歇乏力,手足厥冷、舌紫滑润、脉结代。【附记】《名医治验良方》。
屡用效佳。

27. 心肌口服液(四)

【组成】太子参 25 克,麦冬 20 克,五味子 6 克,北沙参 15 克,
小川连 6 克,板蓝根、浮小麦、全瓜蒌、煅龙骨、煅牡蛎各 30 克,茶
树根、紫丹参各 20 克,制川军、生甘草各 6 克。【制法】口服液,上
药加水煎 3 次,合并滤液,加热浓缩成口服液。每毫升含生药 2
克。贮瓶备用。【用法】每次 20 毫升,每日 2~3 次,饭前服。连用
1 个月为 1 个疗程。【功能】清热泻火、养心复脉。【主治】急性病
毒性心肌炎(心虚邪扰型),症见心悸、头晕耳鸣、心烦少寐、形体消
瘦、面色润红、舌红绛、苔薄黄、脉细数结代。【附记】引自《江西中
医药》。苏万方方。屡用效佳。

五、风湿性心脏病

1. 双仁养心散

【组成】山药 960 克,黑芝麻 360 克,赤小豆 360 克,鸡内金 30 克,炒枣仁 480 克,柏子仁 360 克。【制法】散剂。上药共研极细末,和匀过筛,贮瓶备用。【用法】每日早、晚饭前各服 30 克,以开水调为糊状服之。【功能】养心安神、健脾化湿。【主治】风湿性心脏病。【附记】引自胡熙明《中国中医秘方大全》田宝忠方。屡用效佳。

2. 沉香矾豆散

【组成】沉香 60 克,绿矾 120 克,黑豆 300 克,琥珀 90 克,山楂 150 克,新鲜鸡血和鸡内脏 1 具。【制法】散剂。先取 3 年以上白雄鸡 1 只,杀鸡时取新鲜鸡血和内脏(不可用水冲洗)。上药(共研细末)为 1 料,与鸡血、鸡内脏共捣烂如泥,晒干,共研极细末,和匀,贮瓶备用。【用法】每次 6～15 克,每日 2 次(早、晚各服 1 次为宜)。每料药散可服 20 天左右,剂量由 6 克逐渐加大至 15 克。可用面食裹药面服。若服 1 料心衰有所缓解,水肿消退,心悸平息,饮食增加,再继续配制 3～5 料,以巩固疗效。若服完 1 料诸症无改善,则视为无效,应改用其他方药或疗法治疗。【功能】理气降气、燥湿健脾、强心救逆。【主治】风湿性心脏病,心力衰竭。【附记】引自程爵棠《单方验方治百病》。屡用有效。本方腥味重,不宜用白开水送服,以免引起恶心呕吐。服药期间禁食一切生冷及荤腥油腻之品,同时注意避免劳累和精神刺激,防止受凉及饮食过饱,禁烟、酒。

3. 温阳利水丸

【组成】绵黄芪 30 克,汉防己 30 克,野白术 30 克,川桂枝 30 克,川附片 30 克,米党参 30 克,云苓块 30 克,福泽泻 30 克,淡猪苓 30 克,片姜黄 30 克,豨莶草 30 克,金狗脊 30 克,功劳叶 30 克,白苡仁 60 克,酸枣仁 30 克,地龙肉 30 克,车前子 30 克,旱莲草 30 克,炙草梢 30 克。【制法】蜜丸。上药共研细末,和匀过筛,以等量之炼蜜和合为丸,每丸重 10 克。分装备用。【用法】每次 1 丸,每日早、晚各服 1 次,白开水化服。【功能】益气助阳、活瘀通络,祛风除湿,利尿消肿。【主治】风湿性心脏病。【附记】引自祝谌予《施今墨临床经验集》。屡用屡验,效佳。

4. 鹿角地黄丸

【组成】鹿角胶 30 克,大生地 30 克,柏子仁 30 克,陈阿胶 30 克,大熟地 30 克,龙眼肉 30 克,紫河车 30 克,制首乌 30 克,朱茯神 30 克,寸冬 30 克,酒川芎 15 克,白蒺藜 30 克,炒远志 30 克,沙苑子 30 克,石决明 60 克,节菖蒲 15 克,黄菊花 30 克,密蒙花 30 克,谷精草 30 克,磁朱丸 30 克,酸枣仁 30 克。【制法】蜜丸。上药共研细末,和匀,炼蜜为丸,如小梧桐子大,贮瓶备用。【用法】每次 10 克,每日早、晚各服 1 次,白开水送下。【功能】养血、强心、扶正。【主治】慢性风湿性心脏病(营血亏虚型)。【附记】引自祝谌予《施今墨临床经验集》。屡用效佳。

5. 二　参　膏

【组成】桂枝、党参、丹参、红花、秦艽、威灵仙各 30 克。【制法】药膏。上药共研细末,和匀过筛,以生姜汁适量调和成软膏状,贮瓶备用。【用法】外用。用时取本膏 15 克,贴敷于双足底涌泉穴,上盖敷料,胶布固定。每日换药 1 次,10 次为 1 个疗程。【功能】益气活血、祛风除湿、通脉止痛。【主治】风湿性心脏病。【加减】临证应用,可随症加减。【附记】引自程爵棠《足底疗法治百病》笔者祖传秘方。多年应用,确有一定效果。笔者应用时改本方为膏滋剂。即上药加清水煎煮 3 次,滤汁去渣,合并滤液,加热浓缩为清膏,再加蜂蜜 100 克收膏即成。每次口服 15～30 毫升,日服 2 次,开水调服。1 个月为 1 疗程。内外并治,可提高疗效。

6. 参芪龙牡膏

【组成】桂枝 60 克,太子参 200 克,黄芪 150 克,麦冬 150 克,淮小麦 300 克,红枣 70 枚,百合 150 克,龙骨 300 克,牡蛎 300 克,炙甘草 60 克。【制法】膏滋。上药加水煎煮 3 次,滤汁去渣,合并滤液,加热浓缩成清膏,再加蜂蜜 300 克收膏即成,收贮备用。【用法】每次 15～30 克,每日 2 次,开水调服。【功能】益气养阳、健脾养心。【主治】风湿性心脏病(气血亏虚型)。【附记】引自《名医治验良方》朱锡祺方。屡用效佳,取效甚捷。

7. 桃红郁桂膏

【组成】桂枝 60 克,赤芍 120 克,桃仁 120 克,红花 60 克,川芎 60 克,丹参 150,益母草 300 克,郁金 90 克,香附 60 克。【制法】膏滋。上药加水煎煮 3 次,滤汁去渣,合并滤液,加热浓缩为清膏,再加蜂蜜 300 克,收膏即成。收贮备用。【用法】每次 15～30 克,每日 2 次,开水调服。【功能】活血化瘀、疏通心脉。【主治】风湿性心脏病(心肺脉络瘀阻型)。【附记】引自《名医治验良方》朱锡祺方。屡用效佳,取效甚捷。

8. 桂附益母膏

【组成】桂枝 90 克,熟附块 150 克,赤芍 120 克,黄芩 150 克,丹参 150 克,益母草 300 克,茯苓 120 克,杏仁 90 克,防己 60 克,葶苈子 90 克,赤小豆 300 克,桃仁 120 克。【制法】膏滋。上药加水煎煮 3 次,滤汁去渣,合并滤液,加热浓缩成清膏,再加蜂蜜 300克收膏即成。收贮备用。【用法】每次 15～30 克,每日 2 次,开水调服。【功能】温阳益气、强心利水。【主治】风湿性心脏病(心肾阳虚型)。【加减】方用于喘息不得卧,自汗绵绵,酌加人参、五味子、煅龙骨、煅牡蛎等。【附记】引自《名医治验良方》朱锡祺方。屡用效佳,取效甚捷。

9. 防己芪术膏

【组成】汉防己 150 克,玉竹 90 克,黄芪 180 克,白术 90 克,白茯苓 400 克。【制法】膏滋。上药加水煎煮 3 次,滤汁去渣,合并滤液,加热浓缩成清膏,再加蜂蜜 300 克收膏即成。贮瓶备用。【用法】每次 15～30 克,每日 2 次,开水调服。【功能】健脾、益气、化湿。【主治】风湿性心脏病。【加减】若发热疼痛甚者,加细辛 45克,银柴胡 60 克;浮肿及小便量少甚者,加泽泻 90 克,木通 150克,桂枝 60 克;严重喘息者,加蜜炙桑白皮 90 克,苏子 90 克;心衰者,加制附子 90 克。【附记】引自《名医治验良方》武艺敬方。临床屡用,疗效满意。

10. 风心救逆丸

【组成】川桂枝 30 克,炙甘草 15 克,王不留行 30 克,归尾 60克,桃仁 45 克,红花 25 克,丹参 45 克,三棱 30 克,莪术 30 克,生香附 15 克,石菖蒲 15 克,川、广郁金各 30 克,失笑散 24 克,远志15 克。【制法】水丸。上药共研细末,和匀过筛,冷开水泛为丸,如小梧桐子大,晒干,贮瓶备用。【用法】每次 6～9 克,每日 3 次,温开水送服。【功能】破瘀、温经、理气。【主治】风湿性心脏病(心血瘀阻、寒凝湿滞型)。【加减】若风心病之咯血甚者,加三七粉 15 克以修补出血之创口。【附记】引自《名医治验良方》沈宝善方。多年应用,治验甚多,疗效甚佳。

11. 温阳风心散

【组成】熟附片 30 克,云茯苓 30 克,桂枝 9 克,白芍 9 克,白术 9 克,山萸肉 9 克,炮干姜 9 克,威灵仙 9 克,全蝎 9 克,乌梢蛇 9 克,生黄芪 60 克,北五味子 12 克,薤白 12 克,巴戟天 12 克,蜈蚣 2 条,桑枝 24 克,夏枯花 15 克,甘草 3 克。【制法】散剂。上药共研极细末,和匀过筛,贮瓶备用。【用法】每次 10～20 克,每日 3 次,温开水调服。【功能】温阳行水、祛风活络。【主治】风湿性心脏病(虚损性心悸,水气凌心型)。【附记】引自《名医治验良方》王渭川方。屡用皆验。

12. 扶阳益阴膏

【组成】红参 100 克,熟附片 100 克,猪苦胆(汁)10 个,炙甘草 100 克,菖蒲 100 克,酸枣仁 150 克,炙远志 100 克,五味子 100 克,当归 120 克,炒白术 120 克,茯苓 200 克,阿胶 120 克。【制法】膏滋。上药除红参、阿胶、猪苦胆外,余药加水煎煮 3 次,滤汁去渣,合并滤液,加热浓缩成清膏,加入研成细末的红参和猪苦胆,和匀,再将阿胶加黄酒适量,浸泡后,隔水炖烊,冲入清膏,拌匀,最后加蜂蜜 300 克收膏即成。收贮备用。【用法】每次 15～30 克,每日 2 次,开水调服。【功能】扶阳益阴,急救欲亡之阳,以引阳和阴。【主治】以由心肾虚衰,气血大伤,阳亡于上,阴竭于内引起的风湿心脏病(早衰)。【附记】引自《名医治验良方》程协南方。多年应用,疗效满意。

13. 桃红参术散

【组成】太子参 30 克,白术、云苓各 15 克,甘草 5 克,桃仁 10 克,红花 5 克,五爪龙 30 克,鸡血藤 24 克,桑寄生 30 克。【制法】散剂。上药共研细末,和匀,贮瓶备用。【用法】每次 9 克,每日 2 次,用温开水送服。【功能】益气活血。【主治】风湿性心脏病。【附记】引自《名医治验良方》邓铁涛方。屡用效佳。

14. 参 苓 散

【组成】制半夏、枳实、川芎、赤药、麦冬、五味子各 9 克,云苓 30 克,丹参、沙参各 15 克。【制法】散剂。上药共研细末,和匀,贮瓶备用。【用法】每次 9 克,每日 2～3 次。温开水送服。【功能】利温化痰。【主治】风湿性心脏病(属湿阻血瘀型)。症见心悸、气短、咳嗽喘息、动则加重、汗出乏力、头昏水肿、有时胸痛咯血。【附记】引自《程氏医学笔记》。屡用效佳。

15. 参桂口服液

【组成】炙桂枝 15～30 克,石膏、平地木、车前子各 15 克,甜葶苈(包煎)12 克,防己 9 克,丹参 20 克,生晒参(另煎总入)4.5 克,红枣 5 枚。【制法】浓缩液。上药加水煎 3 次,过滤,合并 3 次滤液,加热浓缩成口服液。每毫升内含生药 2 克。贮瓶备用。【用法】口服。每次 20 毫升,每日 2～3 次。【功能】扶正助阳、利水化瘀。【主治】风湿性心脏病,二尖瓣狭窄伴闭合不全。证见心悸胸闷,全身水肿,以下肢为甚,唇舌发绀,脉见歇止。【加减】可随证加减。【附记】引自《名医治验良方》吴颂康方。临床屡用,疗效甚佳。

16. 助阳散

【组成】党参 12 克,熟附子 9 克,煅龙齿、煅牡蛎各 30 克,炙甘草 6 克,当归 9 克,丹参 12 克,制香附 9 克,陈皮 6 克。【制法】散剂。上药共研细末,过筛、和匀,贮瓶备用。【用法】每次 9～15 克,温开水冲服,每日 2 次。或每日 1 剂,水煎服。【功能】助阳益气,扶正固脱。【主治】风湿性心脏病(心阳衰微,气血俱虚),症见心跳心急、胸闷时痛,咳嗽,上午面浮肿,下午足肿,卧床不起,动则唇紫肢冷汗出,肝区作痛,纳食甚少,食后嗳气泛恶,舌质淡,苔薄腻而干,脉细。【附记】引自《黄文东医案》。屡用屡验。效佳。

17. 风心扶正散

【组成】炒酸枣仁 45 克,柏子仁 9 克,菟丝子、山药各 24 克,半夏、薤白、远志、红花、白芍、煨草果、龙眼肉、山栀、补骨脂、神曲各 9 克,栝蒌 15 克,五灵脂 6 克,生蒲黄 4.5 克,生白术、石斛各 12 克。【制法】散剂。上药共研末,过筛,和匀,贮瓶备用。【用法】每次 9～15 克,每日 2～3 次,温开水冲服。1 个月为 1 个疗程。【功能】补益心血、温肾健脾、活血行瘀。【主治】风湿性心脏病(心血不足、脾肾阳虚、气血瘀滞型),症见心悸气短、上腹胀闷、按之则痛、心前区阵发性闷痛、心律不整、大便稀溏、睡眠不宁、睡中惊醒、头痛头晕、面色暗黄、眼周发青、舌苔白厚、脉沉细结代。【附记】引自《刘惠民医案选》。屡用效佳。本方也可改用汤剂,每日 1 剂,水煎服。

18. 风心丸

【组成】银柴胡 5 克,朱茯神 10 克,生熟地黄 6 克,赤白芍各 10 克,朱寸冬、生鳖甲、生龟甲、炒远志、阿胶珠、柏子仁、野百合各 10 克,酒黄连 3 克,炒丹皮、炒丹参各 6 克,酒川芎、春砂仁各 3 克。【制法】丸剂。上药共研细末,和匀,水泛为丸如绿豆大小,贮瓶备用。【用法】每次 6～9 克,温开水送服。每日 2 次。连服 1 个月为 1 个疗程。【功能】滋阴清热强心。【主治】风湿性心脏病(心血亏损、阴虚发热型),症见心悸气短,劳则胸阳气促,舌红苔薄白,脉细数,时有间歇。【附记】引自《名医治验良方》施今墨方。屡用效佳。

19. 桃花口服液

【组成】桃仁、当归尾、红花、川芎、威灵仙各 9 克。【制法】口服液。上药共研细末,随后加入水 250 毫升和酒 75 毫升煎至 30～50 毫升,贮瓶备用。【用法】每次 15～25 毫升,每日 2 次。餐前服。【功能】活血化瘀、通痹祛湿。【主治】风湿性心脏病（瘀血内阻型），症见胸闷刺痛、两颧紫赤、黏膜发绀、关节酸痛、舌质紫暗、脉弦涩。【附记】引自《集验百病良方》。屡用效佳。

六、病态窦房结综合征

1. 参杞阿胶丸

【组成】党参、黄芪、阿胶、枸杞子各等分。【制法】水丸。上药除阿胶外,余药共研细末,和匀过 80～100 目筛,再将阿胶加黄酒适量,浸泡后,隔水炖烊,掺入药末内拌匀,烘干,再共研细,水泛为小丸。贮瓶备用。【用法】每次 6～9 克,每日 3 次,温开水送服。【功能】补心气、益精血。【主治】病态窦房结综合征。【附记】引自胡熙明《中国中医秘方大全》杨菊贤方。本方以治疗病态窦房结综合征属肝肾精血不足、心脾气虚者为宜,对症状的缓解和增加心率疗效较为显著。

2. 心 宝 丸

【组成】人参 100 克,制附子 60 克,肉桂 50 克,鹿茸 30 克,洋金花 15～30 克,田三七 50 克,麝香 10 克。【制法】蜜丸。上药除鹿茸、田三七、麝香分研细末,余药加水煎煮 3 次,至味尽去渣,过滤,合并滤液,加热浓缩成稠膏状,加入鹿茸、田三七、麝香细粉,混合均匀,再加冷开水适量,和为小丸(每丸重 60 毫克)贮瓶备用。【用法】按病情轻、中、重分别每次 2、4、6 丸,每日 3 次,温开水送服。1 个月为 1 个疗程,连服 2 个疗程判定疗效。【功能】温阳益气、活血通络。【主治】病态窦房结综合征。【附记】引自《集验百病良方》翁明翰方。屡用效佳。孕妇及青光眼患者忌服。

3. 参芪羌活膏

【组成】丹参 300 克,黄芪 500 克,乳香 150 克,没药 150 克,桂枝 100 克,羌活 100 克,生甘草 90 克。【制法】膏滋。上药加水煎煮 3 次,滤汁去渣,合并滤液,加热浓缩成清膏,再加蜂蜜 200 克收膏即成。收贮备用。【用法】每次 15~30 克,每日 2 次,温开水调服。10 天为 1 个疗程。【功能】益气活血、祛风除湿。【主治】病态窦房结综合征。【附记】引自《集验中成药》。屡用效佳。一般用药 1~2 个疗程即可见效或痊愈。

4. 二参麻归膏

【组成】炙麻黄、炙甘草、丹参各 300 克,党参、黄芪、仙茅、淫羊藿各 150 克,当归 100 克。【制法】膏滋。上药加水煎煮 3 次,滤汁去渣,合并滤液,加热浓缩成清膏,再加蜂蜜 200 毫升收膏即成,收贮备用。【用法】每次 15~30 克,每日 2 次,温开水调服。15 天为 1 个疗程。【功能】扶阳益气、活血祛风。【主治】病态窦房结综合征。【附记】引自《集验中成药》。屡用效佳。

5. 桃红参芪膏

【组成】黄芪、丹参各 300 克,党参 250 克,桂枝、红花、桃仁各 100 克,枳实、当归各 150 克,炙甘草 120 克。【制法】膏滋。上药加水煎煮 3 次,滤汁去渣,合并滤液,加热浓缩成清膏,再加蜂蜜 200 克收膏即成。收贮备用。【用法】每次 15~30 克,每日 2 次,温开水调服。20 天为 1 个疗程。【功能】益气活血、通脉止痛。【主治】病态窦房结综合征。【加减】若胸痛甚者,加延胡索、郁金、白芥子各 100 克;若晕厥反复发作者,加郁金、炙远志、酸枣仁、石菖蒲各 100 克;若血压偏低者,黄芪加至 500 克,升麻 120 克。【附记】引自《集验中成药》。屡用效佳。一般用药 1~3 个疗程即可见效或痊愈。

6. 益气温阳丸

【组成】潞党参 40 克,炙甘草 30 克,川桂枝 10 克,细辛 10 克,制附片 15 克。【制法】水丸。上药共研细末,和匀过筛,水泛为丸。如绿豆粒大,贮瓶备用。【用法】每次 6～9 克,每日 3 次,温开水送服。【功能】益气、温阳。【主治】病态窦房结综合征。【加减】若阴虚甚者,加生地黄 10 克,麦冬 10 克,玉竹 15 克。【附记】引自《名医治验良方》高丙麟方。多年应用,确有较好疗效,有增强窦性节律性的作用。

7. 羌 桂 散

【组成】桂枝 100 克,甘草 100 克,羌活 60 克,乳香 50 克,没药 50 克。【制法】散剂。上药共研极细末,和匀过筛,贮瓶备用。【用法】每次 15～30 克,每日 2～3 次,白开水冲服。【功能】温阳通络、化瘀活血、祛风除湿。【主治】病态窦房结综合征。【附记】引自《名医治验良方》朱文政方。屡用效佳。一般用药最短 1 周,最长 2 个月即可治愈或见效。

8. 温阳益气复脉液

【组成】黄芪 20 克,丹参 18 克,人参(另煎兑入)15 克,麦冬、五味子各 12 克,制附片、桂枝、甘草各 10 克,北细辛 6～15 克,炙麻黄 6 克。【制法】浓缩液。上药加水煎 3 次,过滤,合并 3 次滤液,加热浓缩成口服液。每毫升内含生药 2 克。贮瓶备用。【用法】每次 20 毫升,每日 2 次。【功能】温阳益气、活络复脉。【主治】心肾阳虚、心阳不足所致脉象迟滞结代、心悸怔忡、胸憋气短等症。包括现代医学的病态窦房结综合征以缓慢为主者及窦性心动过缓(单纯性)。【加减】头晕者,加菖蒲、磁石开窍通阳;有房颤者,加珍珠母、百合、琥珀末安神敛气,去桂枝、附子,减细辛用量;胸憋者,加瓜蒌、薤白宣痹通阳,或石菖蒲、郁金解郁理气；心痛者，加延胡索、生蒲黄、檀香活血行气；气喘者，加重人参用量，补元固脱。【附记】引自《名医治验良方》李介鸣方。屡用效佳。

9. 温阳复脉散

【组成】人参 15 克，黄芪 20 克，丹参 18 克，细辛 6～15 克，五味子、麦冬各 15 克，制附片 10 克，炙麻黄 6 克，桂枝、甘草各 10 克。【制法】散剂。上药共研细末，过筛和匀，贮瓶备用。【用法】每次 9～15 克，温开水送（冲）服，每日 2 次。【功能】温阳益气、活络复脉。【主治】病态窦房结综合征（属心肾阳虚，心阳不运型），症见心悸怔忡，胸痞气短，脉迟缓或结代。【附记】引自《常见病中医处方手册》。①加减。若有心绞痛，加延胡索、生蒲黄、檀香以活血行气为宜；若伴有胸憋气时，加瓜蒌、石菖蒲、郁金、薤白以宣痹通阳或理气解郁为宜；体虚气喘者，重用人参以补元固脱为重。②疗效。屡用效佳。

10. 增脉口服液

【组成】党参、制附子、炙黄芪各 75 克，丹参 50 克，麦冬 40 克，麻黄 25 克，淫羊藿、炙甘草各 30 克，细辛 15 克。【制法】口服液。上药加水 3 次，合并滤液，加热浓缩成口服液。每毫升含生药 2 克。贮瓶备用。【用法】口服。每次 30 毫升，每日 2～3 次。【功能】温阳益气、养阴补肾。【主治】病态窦房结综合征。【附记】引自《集验百病良方》。用本方治疗 53 例，其平均心率由原来 44 次/分，增加至 65 次/分，21 例复查心电图有明显改善。高血压患者慎用。

七、心力衰竭

1. 参麦口服液

【组成】花旗参 10 克（另炖兑入），麦冬 10 克，炙甘草 6 克，大枣 4 枚，太子参 30 克。【制法】浓缩液。上药加水煎 3 次，过滤，合并 3 次滤液，加热浓缩成口服液。每毫升内含生药 2 克。贮瓶备用。【用法】口服。每次 2 毫升，每日 2 次。【功能】益气生脉。【主治】慢性心功能衰竭。【加减】心阳虚者，用暖心方（红参、煨附子、生苡仁、橘红等）；心阴虚者，用养心方（生晒参、麦冬、法半夏、云苓、田三七等）。除二方外，阳虚亦可用四君子汤合桂枝甘草汤或参附汤加五爪龙、北黄芪、酸枣仁、柏子仁等；阴虚用生脉散加沙参、玉竹、女贞子、旱莲草、桑椹子等；血瘀加用桃红饮（桃仁、红花、当归尾、川芎、威灵仙）或失笑散；水肿甚者，加用五苓散、五皮饮；兼外感咳嗽者，加豨莶草、北杏仁、紫菀、百部；喘咳痰多者，加苏子、白芥子、胆星、海浮石；湿重苔厚者，加苡仁米、扁豆衣；喘咳欲脱之危症则用高丽参合真武汤浓煎频服，配合静脉注射丽参针、参附针，或参麦针以补气固脱。【附记】引自《名医治验良方》邓铁涛方。多年应用，疗效甚佳。

2. 金鸡散

【组成】山楂 150 克，皂矾 120 克，琥珀 90 克，沉香 60 克，3 年以上白雄鸡 1 只、杀鸡时取新鲜鸡血与内脏（不用水冲洗），黑豆 300 克（以紧小者为佳）。【制法】散剂。上药共捣如泥，晒干，共研细末,贮瓶备用。【用法】每次 6 克至 15 克,每日早、晚各服 1 次。每料药散需服 20 日左右,剂量由 6 克逐渐加大至 15 克。此药腥味较大,不宜用白开水送服,以免引起恶心呕吐,可用白粥裹药服之。【功能】益心气、补心血、醒脾胃、通瘀疏节、固元阳、壮五脏。【主治】风湿性心脏病、慢性心力衰竭。【附记】引自《集验中成药》周耀庭方。服 1 料见效可继服 3～5 料,若服 1 料后无改善则改用其他疗法治之。服药期间禁食一切生冷及荤腥油腻之物;避免劳累和精神刺激;防止受凉及饮食过饱,禁烟酒。

3. 参附口服液

【组成】红参、熟附片、炙甘草、菖蒲、炙远志、五味子各 10 克,猪苦胆汁(兑入)1 个,酸枣仁 15 克,当归、炒白术、阿胶(烊化兑入)各 12 克,茯苓 20 克。【制法】浓缩液。上药加水煎 3 次,过滤,合并 3 次滤液,加热浓缩成口服液。每毫升内含生药 2 克。贮瓶备用。【用法】口服。每次 20 毫升,每日 3 次。【功能】扶阳益阴、急救欲亡之阳,以引阳和阴。【主治】风湿性心脏病(心衰)。适用于心肾虚衰,气血大伤,阳亡于上、阴竭于内之证。【附记】引自《集验中成药》。用本方治 10 余例,均获满意效果。

4. 参桂口服液

【组成】桂枝 9 克,赤芍、丹参、桃仁、杏仁各 12 克,川芎 6 克,益母草、鱼腥草、开金锁各 30 克,葶苈子、麦冬、万年青根各 15 克。【制法】浓缩液。上药加水煎 3 次,过滤,合并 3 次滤液,加热浓缩成口服液。每毫升内含生药 2 克。贮瓶备用。【用法】口服。每次 20 毫升,每日 2 次。【功能】活血强心、益气通脉、清肺化痰。【主治】心力衰竭。证见咳嗽黏痰、咯之不利、胸闷气短、口唇发绀、苔薄、舌边有齿痕,脉数而时一止。【附记】引自《名医治验良方》朱锡祺方。屡用效佳。

5. 参苈口服液

【组成】太子参、葶苈子、桑白皮、车前子（包）、生黄芪、丹参各30克，泽泻、麦冬各15克，五味子、当归各10克。【制法】浓缩液。上药加水煎3次，过滤，合并3次滤液，加热浓缩成口服液。每毫升内含生药2克。贮瓶备用。【用法】口服。每次30毫升，每日3～4次。【功能】益气养心固本、泻肺行水强心。【主治】充血性心力衰竭。证见心悸怔忡、气短喘促、咳喘不能平卧、咳痰稀白、泡沫状、常挟血丝、胸胁、腹部胀满、食少、恶心呕吐、尿少水肿、舌暗淡或暗红、苔黄白、脉数或促。【附记】引自《集验百病良方》。用于治疗风心病、冠心病、充血性心肌病等致心力衰竭，每收良效。

6. 参芪口服液

【组成】黄芪60克，红参（另煎兑入）、炒白芍、炒白术、熟黑附片、生姜各10克，茯苓12克，桂枝9克，炙甘草4.5克，龙骨15克，牡蛎30克。【制法】浓缩液。上药加水煎3次，过滤，合并3次滤液，加热浓缩成口服液。每毫升内含生药2克。贮瓶备用。【用法】口服。每次30毫升，每4小时服1次。【功能】温阳化饮。【主治】心力衰竭。证见形寒肢冷、喘咳倚息、汗出额冷、面色青紫、动则气息欲绝、语言低微无力、难以接续、痰黏不易咯出、腹胀、双下肢水肿、小便色清量少、舌体胖质淡、苔白润、脉沉细，按之不实。【附记】引自《程氏医学笔记》。屡用有效。

7. 琥 珀 散

【组成】猪心1具（干燥），朱砂18克，琥珀24克，川贝母6克。【制法】散剂。上药共研细末，和匀，贮瓶备用。【用法】每次3克，每日2次。用石斛、桑寄生、五味子各6克，橘络、菟丝子、枸杞子、远志、麦冬、何首乌各9克，炒枣仁15克，炙甘草、干姜、钩藤各3克，麻黄、灯心各1.5克，煎水取汁，每日1剂，加蜜调服。【功能】

补益心肾、蠲饮化痰。【主治】心力衰竭。证见心悸气短咳嗽。吐白色痰、时感胸闷、夜间尤甚、有时不能平卧,食少、面颊潮红、气短息促、苔白略厚、脉细弱结代。【附记】引自《名医治验良方》刘惠民方。屡用效佳。

8. 葶苈口服液

【组成】葶苈子 30 克,大黄(研细兑入)、枳实、防己各 30 克,桑白皮、红枣各 15 克。【制法】浓缩液。上药加水煎 3 次,过滤,合并 3 次滤液,加热浓缩成口服液。每毫升内含生药 2 克。贮瓶备用。【用法】口服。每次 30 毫升,甚者 50 毫升。每日 2 次,甚者每 1～2 小时服 1 次。【功能】泻肺逐次、利水和胃。【主治】肺心病心力衰竭。【加减】可随症加减。【附记】引自《集验百病良方》。屡用效佳。

9. 红蒌口服液

【组成】瓜蒌 40 克,薤白、红花、桃仁、当归、麦冬、炒枣仁各 24 克,桂皮 7.5 克,远志、赤芍各 15 克,黄芪、丹参各 25 克。【制法】浓缩液。上药加水煎 3 次,过滤,合并 3 次滤液,加热浓缩成口服液。每毫升内含生药 2 克。贮瓶备用。【用法】口服。每次 30 毫升,每日 2 次。【功能】通阳宣痹、活血化瘀。【主治】心肌梗死。症见心前区疼痛、气短自汗、手足欠温、舌质暗有瘀斑、苔黄白相兼、脉沉弱无力。【加减】气滞者,加木香、陈皮、柴胡;心阳虚者,加附子、人参、夜交藤;脾肾阳虚者,加附子、淫羊藿、巴戟天、补骨脂;心肾阴虚者,加麦冬、玉竹、枸杞子;疼痛重者,加五灵脂、乳香、没药等。【附记】引自《集验百病良方》刘国英方。用本方治疗急性心肌梗死 25 例,疗效满意,24 例好转出院,有效率为 96%,平均住院天数为 37.4 天。

10. 参附口服液

【组成】制附片、党参、瓜蒌仁、葶苈子、白芍、黄芪各 15 克,干姜、桂枝各 9 克,茯苓、防己、丹参、煅龙齿各 30 克。【制法】口服液。上药加水煎 3 次,合并滤液,加热浓缩成口服液。每毫升含生药 2 克。贮瓶备用。【用法】口服。每次 20 毫升,每日 2 次。【功能】温阳利水、活血祛痰。【主治】阳气衰败,阴寒内盛之慢性充血性心力衰竭(急性加重期)。【附记】引自《中国中医秘方大全》徐龙云方。临床屡用,一般服 3～5 剂即可见效。服 8～13 剂可完全缓解。待基本缓解后,本方可视病情略作加减,调治善后。如属气阴不足,加麦冬、五味子;脉结代加炙甘草、大枣、生姜、阿胶、生地、麻仁、麦冬、白酒;胸闷憋气者,加枳实、薤白、白酒;血瘀甚者,加赤芍、鸡血藤。重用丹参。

11. 心竭康散

【组成】黄芪 30 克,党参、茯苓各 15 克,白术 12 克,葶苈子、汉防己各 10 克,制附子、苏木各 9 克,椒目 5 克,桂枝、陈皮各 6 克。【制法】散剂。上药共研细末,过 100 目筛,和匀,贮瓶备用。【用法】每次 6～9 克,温开水送服,每日 2～3 次,或每日 1 剂,水煎服。1 个月为 1 个疗程。【功能】益气温阳,活血利水。【主治】心阳虚衰,血脉瘀滞,水饮内停型充血性心力衰竭。【附记】引自《集验百病良方》。有人用本方治疗慢性充血性心力衰竭 30 例,显效 19 例,有效 9 例,无效 2 例,总有效率为 93.0%。治疗前、后对比,检测心率分别为 96 次/分钟和 80 次/分钟,测量平均动脉压分别为 14.2 千帕和 12.7 千帕,估计心肌耗氧指数大致分别为 1288 和 992。

12. 北五加片

【组成】香加皮 5～10 克(维持用药量大约 3 克),党参、茯苓、车前子、猪苓各 15 克,太子参、泽泻各 12 克。【制法】片剂。将上药精制成片剂,每片重 0.45 克,贮瓶备用。【用法】每次 5～6 片,温开水送服,每日 2～3 次。或每日 1 剂,水煎服。【功能】益气强心利水。【主治】慢性充血性心力衰竭。对于冠心病、风心病、肺心病等引起的心力衰竭，均可以使用本方治疗。【附记】引自《程氏医学笔记》。用本方治疗 21 例，显效 10 例，有效 11 例。平均服药 3～9 天时控制其临床症状。治疗前、后对比，平均心率分别为 110 次/分和 81 次/分。香加皮又叫杠柳皮或北方加皮，其味苦辛，气芳香，有小毒，故用药不可过量或久服。

13. 参附丸

【组成】熟附片 9～15 克，党参、黄芪、茯苓、泽泻各 15～20 克，炒白术、车前子各 15 克，甜葶苈 30 克。【制法】丸剂。上药共研细末，过筛、和匀，水泛为丸，如梧桐子大，贮瓶备用。【用法】每次 9 克，温开水送服，每日 2 次。【功能】温阳益气，利水消肿、强心。【主治】慢性充血性心力衰竭（属阳虚者）。【附记】引自《新中医》。①加减。若咳喘重者，加苏子、紫菀；心悸重者，加磁石、龙骨、牡蛎；发绀重者，加丹参、红花；四肢欠温者，加干姜、肉桂；心衰重者，加人参。②疗效。治疗 20 余例，疗效满意。③禁忌。兼阴虚或阴竭者忌用。

14. 芪附心衰丸

【组成】黄芪 60 克，红参、熟黑附片、炒白术、炒白芍、生姜各 10 克，茯苓 12 克，桂枝 9 克，炙甘草 4.5 克，龙骨 15 克，牡蛎 30 克。【制法】丸剂。上药共研细末，过筛、和匀，水泛为丸，如绿豆大，贮瓶备用。【用法】每次 9 克，温开水送服，每日 3 次。【功能】温阳益气，利水消肿。【主治】心力衰竭，症见形寒肢冷，喘咳倚息，汗出额冷、面色青紫，动则气息欲绝，语言低微无力，难以接续，痰黏不易咯出，腹胀，双下肢浮肿，小便色清量少，舌体胖质淡，苔白润，脉沉细按之不实。【附记】引自《江西中医药》。屡用效佳。

15. 心衰利水散

【组成】大腹皮 10 克,莪术、三棱各 6 克,广木香 3 克,嫩桂枝、紫油朴各 5 克,猪苓、泽泻、云茯苓、车前草、车前子各 10 克,野於术 6 克,冬瓜子、冬葵子各 12 克,甘草梢 3 克,黑白丑各 3 克。【制法】散剂。上药共研细末,过 100 目筛,和匀,贮瓶备用。【用法】每次 9～15 克,温开水冲服。每日 3 次。【功能】补虚泻实,治以行气活血利水消肿。【主治】心力衰竭(脾肾阳虚者)。症见心悸气短,足肿渐及腹部,胀满不适,小便短赤,大便数日一行,舌苔白,脉沉实。【附记】引自《名医治验良方》施今墨方。屡用效佳。一俟水道通利,腹水见消,即加桂附八味丸以收功。

八、心脏相关疾病

1. 补肾健脾膏

【组成】焦白术 300 克,炙龟甲 240 克,清炙黄芪、紫丹参各 150 克,莲子肉、胡桃肉各 125 克,生、熟地各 120 克,菟丝子、金樱子、云苓、茯神、淮山药各 120 克,净萸肉、甘枸杞、池菊花、破麦冬、淡苁蓉、明天麻、制半夏、淡竹叶各 90 克,生炙甘草 50 克,远志肉、西砂仁、鹿角片各 50 克,上川连 24 克,上沉香 15 克,驴皮胶 300 克(陈酒烊化,冲入收膏),人参 20 克(另煎兑入)。【制法】膏滋。精选道地药材,严格校对放入大紫铜锅内,水浸一宿,浓煎 2～3 次。滤取清汁去渣。再煎浓缩剂一定药汁,将烊化驴皮胶倒入锅内,最后冲入人参汤、沉香末搅匀收膏,以滴水为度。贮瓶备用。【用法】煎膏在冬至前,服膏在冬至后立春前为宜。每日早、晚各服一大食匙,开水冲服。如遇伤风停食勿服,待病愈后继服。【功能】补肾育阴、健脾助阳、理气化瘀、养血安神。【主治】脾肾两亏、阴阳并损、气血互瘀、湿瘀内阻,心脉通畅不利、虚中夹实之候。【附记】引自《名医治验良方》董漱六方。屡用效佳。忌食虾、蟹、海味、萝卜、牛肉、羊肉及一切酸辣食物。

2. 苓桂口服液

【组成】连皮茯苓 20 克,冬瓜皮、桂枝、汉防己、泽泻、漂白术各 10 克,粉甘草 5 克。【制法】浓缩液。上药加水煎 3 次,过滤,合并 3 次滤液,加热浓缩成口服液。每毫升内含生药 2 克。贮瓶备用。

【用法】口服。每次 20 毫升。每日 2 次。【功能】健脾利水。【主治】心源性水肿(亦称特发性水肿)。【加减】头面水肿偏重者,加紫苏叶 3 克;气虚者,加黄芪、党参各 10 克;下肢肿甚者,加车前子、大腹皮各 30 克;五心烦热者,加地骨皮 10 克。【附记】引自《集验百病良方》陈尚书方。屡用效佳。以食低盐饮食为宜。

3. 养 血 散

【组成】生黄芪 30 克,丹参 15 克,天麻、川芎、熟地黄、石菖蒲、钩藤各 10 克,白芍 15 克,灯盏细辛、地龙、郁金各 10 克,水蛭 5 克。【制法】散剂。上药共研细末,和匀,贮瓶备用。【用法】口服。每次 9 克,每日 3 次,温开水送服,3 个月为 1 个疗程。【功能】益气养血、疏风通络、豁痰开窍。【主治】慢性脑供血不足。【加减】记忆力明显减退者,加柏子仁、远志、刺五加;头痛重者,加藁本、白芷、柴胡;血压高者,加珍珠母、川牛膝、夏枯草;眩晕重者,加蔓荆子、防风、清半夏;睡眠障碍者,加首乌藤、合欢皮、炒酸枣仁;颈部僵硬者,加葛根、木瓜、威灵仙。【附记】引自《名医治验良方》张晓明方。屡用有效,久治效佳。

4. 三子黄芪液

【组成】黄芪 40 克,制附子、葶苈子、紫苏子各 15 克。【制法】浓缩液。上药加水煎 3 次,过滤,合并 3 次滤液,加热浓缩成口服液。每毫升内含生药 2 克。贮瓶备用。【用法】每次 15 毫升,每日 4 次。直至症消病愈为止。【功能】温心肾、壮元阳、泻肺水、止咳喘。【主治】心性咳喘,包括肺心病、风心病、高血压性心脏病等导致的咳喘。【加减】风心病所致者,加郁金 20 克,枳壳、甘草各 10 克,生姜 4 片为引;肺心病所致者,加五味子、连翘各 15 克,生姜 10 克;高血压性心脏病而致者,加五味子 10 克,三七 6 克(研细末兑入)。【附记】引自《名医治验良方》曹建民方。屡用效佳。避免受寒、忌烟戒酒、禁食生冷易发之物。应卧床休息。

5. 山花口服液

【组成】丹参 15 克,山楂、赤芍、玉竹、路路通各 12 克,地龙、当归尾各 10 克,红花 3 克。【制法】浓缩液。上药加水煎 3 次,过滤,合并 3 次滤液,加热浓缩成口服液。每毫升内含生药 2 克。贮瓶备用。【用法】口服。每次 20 毫升,每日 2 次。15 天为 1 个疗程。【功能】活血化瘀、养阴通络。【主治】高凝血症。【加减】舌謇不利者,加僵蚕 9 克,蜈蚣 3 克;血压偏高者,加桑寄生 15 克,天麻 30 克;脾虚纳差者,加茯苓、白术各 15 克;血压偏低者,加川芎、升麻各 30 克;反应迟钝和记忆减退者,加石菖蒲 10 克;手足麻木者,加鸡血藤 40 克,千斤拔 40 克,久病体虚者,加黄芪 30 克。【附记】引自《名医治验良方》叶士宏方。屡用效佳。

6. 滋阴健脑散

【组成】黄芪 30 克,当归 20 克,生地黄、白芍、川芎、枸杞子、熟地黄、赤芍、地龙各 15 克,鹿角胶(烊化)、阿胶(烊化)各 12 克,紫河车 12 克,桃仁、红花各 6 克。【制法】散剂。上药共研细末,倒入鹿每胶、阿胶烊化液拌匀,烘干捣碎,和匀。贮瓶备用。【用法】每次 9 克,每日早、晚各服 1 次,温开水送服。【功能】滋阴养血、补益肝肾、益气活血。【主治】脑血管性病呆症。【附记】引自《程氏医学笔记》赵福顺方。多年应用,效果甚佳。

九、克 山 病

1. 桂附克山丸

【组成】人参、附子、肉桂、茯苓、首乌、寸冬、荆芥、延胡索各等分。【制法】蜜丸。上药共研细末,和匀过 80～100 目筛,取等量之炼蜜合而为丸。每丸重 9 克。分装备用。【用法】每次 1 丸,每日 2 次,用白开水送服。【功能】益气温阳,补肝益肾。【主治】慢型克山病(脾肾阳虚型)。表现为心悸,畏寒,肢冷等。【附记】引自胡熙明《中国中医秘方大全》。屡用效佳。

2. 治 心 丸

【组成】人参 15 克,白术 15 克,当归 15 克,川芎 15 克,甘草 10 克,茯苓 20 克,半夏 10 克,陈皮 10 克,黄芩 40 克,栀子 30 克,生地黄 15 克,熟地黄 15 克。【制法】蜜丸。上药共研细末,和匀过 80～100 目筛,取等量之炼蜜合而为丸,每丸重 1.5 克。贮瓶备用。【用法】每次 2 丸,轻者服 1 丸,每日早、晚各服 1 次,温开水送服。3 个月为 1 个疗程。【功能】健脾强肾,益气补虚,滋阴降火。【主治】慢型克山病(潜在型)。【附记】引自胡熙明《中国中医秘方大全》林贵民方。临床屡用,确有较好的疗效。

3. 活血补心丹

【组成】生地黄 50 克,丹参 30 克,人参 30 克,松叶 50 克,炒枣仁 30 克,柏子仁 25 克,何首乌 30 克,麦冬 30 克,天冬 15 克,川芎

15克,红花15克,炙远志20克,茯神25克,阿胶珠20克,炙甘草15克。【制法】蜜丸。上药共研细末,和匀过80~100目筛,以等量之炼蜜合而为丸,每丸重10克,朱砂为衣。分装备用。【用法】每次1丸,每日3次,温开水送下。于诸症改善后服用。开始先用活血养心汤:丹参25克,川芎15克,红花10克,松叶25克,五味子15克,黄芪15克,麦冬15克,炙甘草10克,桂枝5克。每日1剂,水煎服,连服20~30剂。【功能】益气活血、补心宁神。【主治】慢性克山病(心劳,气血双虚型)。【加减】水肿甚者,加赤茯苓20克,车前子10克;咳喘甚者,加贝母10克,杏仁10克;形寒畏冷,四肢不温者,加附子10克,人参15克;不思饮食者,加麦芽15克,鸡内金6克;胸胁痛者,加郁金10克,白芍20克;气短者,加党参20克。【附记】引自《中国当代中医名人志》范毅然方。屡用效佳。

4. 青 茶 散

【组成】万年青50克,茶树根60克,太子参60克,广郁金50克,桂枝50克,炙甘草30克。【制法】散剂。上药共研极细末,和匀过筛,贮瓶备用。【用法】每次9~15克,每日3次,白开水冲服。【功能】清热通阳、益气强心。【主治】急慢性克山病。【加减】四肢厥冷较甚者,合用参附汤;食欲缺乏者,加山楂、生山药、鸡内金。【附记】引自《集验中成药》鄢金汉方。屡用效佳。

5. 虎林攻克丸

【组成】丹参30克,红花6克,党参9克,五味子5克,炒苍术15克,云茯苓9克,黑附子6克,五加皮9克。【制法】蜜丸。上药共研细末,和匀过筛,以等量之炼蜜合而为丸,每丸重9克,分装备用。【用法】16岁以上者每次2丸,8—15岁者每次1.5丸,每日2次,白开水送下。【功能】安神、活血、祛瘀、补肾、健脾。【主治】慢型克山病。【附记】引自胡熙明《中国中医秘方大全》。屡用效佳。本方对心肾阳虚型、心血瘀滞型疗效较好,尤以心阳虚、肝气郁结者最好。

6. 山楂五味丸

【组成】北五味子 10 克,山楂 40 克。【制法】水丸。上药共研细末,和匀过筛,冷开水泛为丸,每丸重 0.5 克。贮瓶备用。【用法】每次 5 丸,每日 3 次,温开水送服。2 个月为 1 个疗程。【功能】补脾安神,增益心脾。【主治】慢型克山病(潜在型)。【附记】引自胡熙明《中国中医秘方大全》。屡用效佳。

7. 薄荷皂角散

【组成】薄荷 10 克,蟾酥 1 克,甘草 30 克,朱砂 3 克,苍术 90克,丁香 30 克,细辛 15 克,白芷 90 克,冰片 10 克,皂角 90 克,荜茇 90 克。【制法】散剂。上药共研极细末,和匀过筛,贮瓶备用。【用法】每次 15~30 克,每日 3 次,白开水冲服或水煎服。【功能】芳香化浊、逐秽止吐。【主治】克山病早期眩晕症。【附记】引自《名医治验良方》刘冠军方。屡用效佳。

8. 七味姜附散

【组成】淡附子 100 克,干姜 60 克,甘草 30 克,人参 100 克,白术 100 克,桃仁 100 克,红花 30 克。【制法】散剂。上药共研极细末,和匀过筛,贮瓶备用。【用法】每次 15~30 克,每日 3 次,白开水冲服或水煎服。【功能】驱阴回阳、温中散寒。【主治】克山病中期厥逆症。【附记】引自《名医治验良方》刘冠军方。屡用效佳。

9. 参附桃红散

【组成】淡附子 90 克,干姜 50 克,炙甘草 60 克,人参 90 克,麦冬 120 克,五味子 60 克,生赭石 150 克,桃仁 100 克,红花 50 克,鹿茸 20 克,麝香 1 克。【制法】散剂。上药共研极细末,和匀过筛,贮瓶备用。【用法】每次 15~30 克,每日 3 次,白开水冲服或水煎服。【功能】回阳固脱、益气复脉、温中止呕、解表活血。【主治】克山病极期昏厥症。【附记】引自《名医治验良方》刘冠军方。屡用有效。本病进入恢复期后,应细辨阴阳气血,可用补中益气、调理心脾之品以善后。

10. 七味克山膏

【组成】附子 30 克,干姜 12 克,党参 30 克,红花 6 克,甘草 6 克,桃仁 9 克,木香 0.3 克。呕吐加半夏 9 克。【制法】膏滋,上药加水煎煮 3 次,滤汁去渣,合并滤液,加热浓缩成清膏,再加蜂蜜 100 克收膏即成。收贮备用。【用法】每次 15～30 克,每日 3 次,温开水调服。【功能】益气回阳、活血化瘀。【主治】急性克山病(阳虚有瘀型)。【附记】引自《名医治验良方》。屡用效佳。

11. 四味克山膏

【组成】半夏 30 克,生姜 20 克,川椒 12 克,党参 15 克。【制法】膏滋。上药加水煎煮 3 次,滤汁去渣,合并滤液,加热浓缩成清膏,再加蜂蜜 60 克收膏即成。收贮备用。【用法】每次 15～30 克,每日 3 次,白开水调服。【功能】益气温中、降逆止呕。【主治】急性克山病呕吐。【附记】引自《名医治验良方》。屡用效佳。

12. 克山通阳散

【组成】生姜 15 克,木香 1.5 克,红花 5.1 克,川芎 7.5 克,桃仁 5.1 克,高丽参 5.1 克,赤芍 15 克,附子 15 克,当归 15 克,半夏 7.5 克,酸枣仁 15 克,葱白 24 克。【制法】散剂。上药除生姜、葱白外,余药共研细末,再取部分细末,与生姜、葱白共捣烂如泥状,再与其余药粉,混合均匀,烘干,共研极细末,贮瓶备用。【用法】每次 3～6 克,每日 3 次,温开水送服。【功能】益气通阳、理气活血。【主治】急性克山病(瘀重型)。【附记】引自《名医治验良方》。屡用效佳。

13. 克山安神散

【组成】半夏 7.5 克,生姜 15 克,磁石 15 克,赭石 30 克,寸冬 30 克,高丽参 4.5 克,琥珀 15 克,黑锡(硫黄制)15 克,朱砂 7.5 克,阳起石 15 克。【制法】散剂。上药共研细末,和匀过 80～100 目筛,贮瓶备用。【用法】每次 3 克,每日 2 次,用蜂蜜水冲服。【功能】安神、降逆。【主治】急性克山病,症见呕吐不止。【附记】引自《名医治验良方》。屡用效佳。

十、高血压病

1. 天石降压散

【组成】天麻 15 克,煅石决明 30 克,炒黄芩 9 克,生远志 15 克,菊花 15 克,川芎 15 克,天竺黄 12 克,柴胡 10 克,石菖蒲 10 克,僵蚕 10 克,夏枯草 15 克。【制法】散剂。上药共研极细末,和匀过 100～120 目筛,贮瓶备用或装入胶囊(每粒 0.5 克),收贮备用。【用法】每次 6～9 克(重者 20～25 克),每日 3 次,饭前半小时用温开水送服。胶囊,每次 6 粒,每日 3 次。【功能】平肝潜阳、清热化痰、活血祛风、安神定惊。【主治】高血压病(肝旺阳亢型)。【附记】引自程爵棠《百病中医膏散疗法》笔者祖传秘方。屡用效佳。临床实践证明,本方降压作用稳定,无副作用。适用于肝阳上亢,兼挟痰湿、心神不安者。对于非高血压眩晕患者亦有良效,且无降压作用,可见本方对血压有双向调节作用。

2. 五味蓖麻膏

【组成】蓖麻仁 50 克,吴茱萸 20 克,附子 20 克,生姜 150 克,冰片 10 克。【制法】药膏。先将前 3 味药共研细末(或捣碎)与生姜共捣烂如泥,再入冰片(研细末),和匀或加食醋适量调成软膏状,收贮备用。【用法】外用。每取此膏 30 克,做成两个药饼,于每晚临睡前,分别贴敷于两足心涌泉穴上,外加纱布包扎固定。7 日为 1 个疗程,连用 3～4 个疗程。敷药期间停用一切降压药。【功能】引火归元。【主治】高血压病。【附记】引自程爵棠《百病中医膏散疗法》刘成极方。屡用效佳。一般用 2～4 日(最多 5～7 日)见效。《素问·厥论》云:"阴脉者集于足下,而聚于足心。"本方外敷涌泉穴,可调节阴阳平衡。蓖麻仁其性善走,能开通诸窍经络善治偏风;吴茱萸、附子、生姜温经而引火归元,冰片消炎通络,故用之效佳。

3. 灵乌二仁膏

【组成】首乌 500 克,灵芝 500 克,核桃仁 250 克,薏苡仁 250 克。【制法】膏滋。先将首乌、灵芝、薏苡仁加水煎煮 3 次,滤汁去渣(至味尽),合并滤液,加热浓缩成清膏,再加蜂蜜 300 克收膏,再将核桃仁(研细末)兑入拌匀即成。贮瓶备用。【用法】每次 10 克,每日早、晚各服 1 次,白开水调服。【功能】滋养肝肾、补益精血、调和脾肺。【主治】肝肾阳虚、精血亏虚之证。症见头晕头痛,失眠多梦,心悸健忘,大便不畅或兼咳喘等。适用于高血压病、冠心病、脑动脉硬化症、脂肪肝及高胆固醇等,也可用于神经官能症及心动过速,对于老年体虚而有喘促、失眠、大便燥结者,尤为适用。【附记】引自《中国当代中医名人志》马有度方。屡用屡验。

4. 元茶浸膏

【组成】元参 12 克,苦丁茶 10 克。【制法】膏滋。上药加水煎煮 3 次,滤汁去渣,合并滤液,加热浓缩成浸膏,贮瓶备用。【用法】上为一日量,分 2 次用开水冲服。【功能】滋阴降逆、通络止痛。【主治】阴虚阳亢之高血压病,冠心病。【附记】翁维良《郭士魁临床经验选集》。屡用皆效。

5. 远菊二天散

【组成】生远志 15 克,菊花 15 克,天麻 15 克,川芎 15 克,天竺黄 12 克,柴胡 10 克,石菖蒲 10 克,僵蚕 10 克。【制法】胶囊。上药共研细末,和匀,装入胶囊,每粒 0.5 克,收贮备用。【用法】每次

6 粒(或 20 克),每日 3 次,于餐前半小时用温开水送服。【功能】平肝化痰、安神定惊。【主治】高血压病。【附记】引自胡熙明《中国中医秘方大全》王致优方。屡用效佳。疗效优于复方降压片。

6. 莴苣降压糖浆

【组成】莴苣子 100 克。【制法】糖浆。将莴苣子粉碎,以破开为主,加水煎煮 3 次,滤汁去渣,合并滤液,加热浓缩,加蜂蜜 50克,至成糖浆 150 毫升,备用。【用法】口服。每次 15 毫升,每日 2次。【功能】苦降、利水。【主治】高血压病。【附记】引自《集验中成药》申德鑫方。屡用效佳。据临床观察,对 Ⅰ、Ⅱ 期高血压病有效率达 99%,功能与降压灵相似,但对人体无损害。

7. 复方降压膏

【组成】生杜仲 9 克,黄芩 9 克,夏枯草 6 克,当归 9 克,川芎 9克,益母草 6 克,黄芪 9 克,钩藤 9 克,生地黄 9 克,桂圆肉 7.5 克,藁本 7.5 克,槐花 4.5 克。【制法】膏滋。以上药 10 倍量,加水煎煮 3 次,滤汁去渣,合并滤液,加热浓缩成清膏,再加蜂蜜 300 克收膏即取。贮瓶备用。【用法】每次 15～30 克,每日 3 次,温开水化服。【功能】益肾平肝、清热活血。【主治】原发性高血压病。【附记】引自《集验中成药》武艺敬方。屡用效佳。

8. 腐植酸钠益寿丸

【组成】腐植酸钠 50 克,当归 30 克,川芎 15 克,白术 100 克,泽泻 30 克,紫丹参 15 克,生山楂 30 克,草决明 30 克,茺蔚子 12克,制首乌 20 克,制黄精 30 克,郁金 15 克,荷叶 15 克,粉葛根 25克。【制法】蜜丸。上药共研细末,和匀过筛,以等量之炼蜜合而为丸,每丸重 12 克,分装备用。【用法】每次 1 丸,每日早、晚各服 1次,白开水送服。【功能】养心、益肾、补肝。【主治】高血压性心脏病。【附记】引自李文亮《千家妙方》来春茂方。坚持服用,能取得比较满意之疗效。同时,临床实践证明,本方对于妇女更年期综合征,伴发神经症状者,可使其缓解。老年人若坚持较长时间服用,可预防中风的发生。

9. 败藤散

【组成】败酱草 30 克,红藤 30 克,薏苡仁 30 克,桃仁 12 克,丝瓜络 8 克,广茜草 15 克,紫草 15 克,豆卷 30 克,淡竹叶 10 克,冬瓜仁 25 克,白茅根 30 克。【制法】散剂。上药共研极细末,和匀过筛,贮瓶备用。【用法】每次 15～30 克,每日 3 次,白开水冲服或水煎服。【功能】行瘀通滞、祛湿利水、清血活血。【主治】高血压性心脏病。【加减】高血压,加旱莲草 25 克,地龙 15 克,减去桃仁;冠心病,加丹皮 15 克;动脉硬化,加延胡索、没药各 15 克,减淡竹叶;风湿性心脏病,加白芷 10 克,防风 12 克,减淡竹叶;胃溃疡,加当归、白芷、丹皮各 10 克;阑尾炎,加苇茎 30 克,通草 10 克,减淡竹叶;胸膜炎,加桔梗 12 克,苇茎 30 克,通草 10 克,去白茅根、茜草。【附记】引自李文亮《千家妙方》刘静庵方。本方用于临床 30 年均能收到较好疗效。本方逐瘀不伤血,消炎不损胃,药性平和,价格低廉,疗效显著,值得应用。本方原为汤剂,今笔者改为散剂,验之临床,疗效毫不逊色,且治疗及时,服药方便,费用更低,更受患者欢迎。

10. 血压平胶囊

【组成】天麻 20 克,酸枣仁 10 克,菊花 10 克,牛膝 10 克,防己 10 克。【制法】胶囊。上药共研细末,和匀,装入胶囊,每粒 0.43 克,收贮备用。【用法】每次 5 粒,每日 3 次,温开水送服。【功能】养肝清肝、平肝潜阳、利尿定眩。【主治】原发性高血压,症见眩晕头痛,目胀心悸,健忘失眠,口干舌红,脉弦。【附记】引自《中国中医急症》陈新宇方。屡用有效。

11. 固本降压胶囊

【组成】天麻、石决明、地龙、苋蔚子、龟甲、杜仲、桑寄生、怀牛膝、丹参、泽泻、茯苓各 30 克，琥珀、磁石各 10 克，夏枯草、玉米须各 50 克。【制法】胶囊。上药共研细末，和匀，装入胶囊，每粒 0.45 克，收贮备用。【用法】每次 5 粒，每日 2～3 次，温开水送服。【功能】平肝潜阳、补肾填精。【主治】高血压病（Ⅰ、Ⅱ期）。症见头晕、头痛、头胀、腰膝酸软等。【附记】引自《集验中成药》陈国庆方。屡用有效。

12. 八味降压散（一）

【组成】泽泻 30 克，白术 15 克，川牛膝 12 克，豨莶草 12 克，益母草 15 克，茵陈 10 克，汉防己 12 克，前胡 10 克。【制法】散剂。上药共研极细末，和匀过筛，贮瓶备用或制成浓缩粉，备用。【用法】每次 10 克，每日 3 次，开水冲服。【功能】健脾利湿化痰，活血祛风通络。【主治】原发性高血压（痰瘀互结型）。【加减】胸闷痰多者，加瓜蒌皮 30 克，枳壳 15 克；大便燥结者，加当归、枳实各 10 克；尿黄、苔腻者，加车前子 10 克。【附记】引自《山东中医药大学学报》袁成民方。屡用效佳。

13. 降 压 散（一）

【组成】当归 15 克，丹参 15 克，红花 6 克，地龙 12 克，绛香 15 克，生山楂 15 克，生首乌 10 克，泽泻 15 克。【制法】散剂。上药共研极细末，和匀过筛，贮瓶备用。【用法】每次 15～30 克，每日 3 次，白开水冲服或水煎服。【功能】活血化瘀、滋养肝肾。【主治】原发性高血压（肝肾不足、血脉瘀阻型）。【加减】头痛者，加川芎 6 克，钩藤 15 克；痰热苔黄者，加夏枯草、茵陈各 10 克。【附记】引自《云南中医学院学报》李治鸿方。屡用有效。

14. 七子降压散

【组成】决明子 24 克,枸杞子 12 克,菟丝子 12 克,女贞子 12 克,沙苑子 12 克,桑椹子 12 克,金樱子 9 克。【制法】散剂。上药共研极细末,和匀过筛,贮瓶备用。【用法】每次 15 克,每日 3 次,开水冲服。若病情重者也可用本方水煎服,每日 1 剂。【功能】滋补肝肾、降压息风。【主治】高血压病(肝肾不足型)。症见头昏头痛,性情急躁易怒,失眠多梦,腰膝酸软,四肢麻木,面色潮红,五心烦热,舌红,苔薄黄,脉弦细数者。【附记】引自《名医治验良方》罗致强方。屡用效佳。

15. 百白降压散

【组成】软白薇 9 克,苦百合 9 克,生地黄 20 克,茯苓 12 克,酸枣仁 9 克,宣木瓜 9 克,青木香 9 克,青龙齿 9 克,石决明 15 克,炒山栀 7.5 克,甘草 3 克。【制法】散剂。上药共研极细末,和匀过筛,贮瓶备用。【用法】每次 15 克,每日 3 次,白开水冲服。若证重者也可改用本方水煎服,每日 1 剂。【功能】养阴生津、潜阳息风、清心安神。【主治】高血压病(阴虚阳亢型),症见头晕耳鸣,心悸少寐,舌红苔少,脉弦细数者。【附记】引自《名医治验良方》冉雪峰方。屡用效佳。

16. 黄精四草丸

【组成】黄精 20 克,夏枯草 15 克,益母草 15 克,豨莶草 15 克,车前草 15 克。【制法】水丸。上药共研细末,和匀过筛,冷开水泛为小丸,晒干,贮瓶备用。【用法】每次 6～9 克,每日 3 次,温开水送服。【功能】补益脾肾、清肝利水。【主治】高血压病(阴虚阳亢、脾不化湿型),症见头痛眩晕,失眠多梦,胸闷纳差,小便不利,下肢轻度水肿,活动不利,舌质暗苔薄黄,脉弦滑小数者。【附记】引自《名医治验良方》董建华方。屡用屡验。服药期间,宜戒除烟酒,避免情绪波动。

17. 养血降压丸

【组成】生牡蛎 30 克,珍珠母 30 克,桑椹子 30 克,白芍 24 克,地骨皮 20 克,刺蒺藜 15 克,黄芩 12 克,菊花 12 克,木防己 12 克。【制法】水丸。上药共研细末,和匀过筛,冷开水泛为丸,如小梧桐子大,晒干,贮瓶备用。【用法】每次 6～9 克,每日 3 次,饭后用温开水送服。【功能】养血益阴、平肝潜阳、清肝泻火。【主治】原发性高血压Ⅱ期(肝肾不足、肝阳上亢型)。症见头昏头痛,目昏耳鸣,心悸失眠,夜尿频数,肢麻目涩,舌质微红,苔黄,脉弦细者。【加减】若头昏易怒者,加夏枯草 30 克,天麻 12 克;失眠者,加生龙骨30 克,茯苓 15 克;目涩尿频者,加枸杞子 15 克,山茱萸 15 克;肢麻者,加川芎 20 克,地龙 12 克。【附记】引自《名医治验良方》史方奇方。多年应用,确有良效。

18. 莲 椹 膏

【组成】莲须、桑椹子、女贞子、旱莲草各 12 克,山药、牛膝各15 克,龟甲、生牡蛎各 30 克。【制法】膏滋。上药加水煎煮 3 次,每次分别煎 3 小时、2 小时和 1 小时,滤汁去渣,合并滤液,加热浓缩成清膏,再加蜂蜜 100 克收膏即成。收贮备用。【用法】每次15～30 克,每日 3 次,饭后用温开水调服。【功能】滋阴补肾、平肝潜阳。【主治】高血压病(阴虚阳亢型)。症见眩晕,精神不振,记忆力减退,耳鸣,心悸,失眠,盗汗,腰膝无力,脉细数者。【附记】引自《名医治验良方》邓铁涛方。邓氏认为,"眩晕之治法,一般以滋养肝肾,至若肝阳上亢、化火生风者,则宜清之、镇之、潜之、降之"。从本方可窥,滋、清、潜、降俱全,可见构思巧妙,配伍严谨。多年应用,疗效满意。本方原为汤剂,为方便服用,今笔者改为膏剂,用之临床,同样效佳。

19. 滋阴平肝丸

【组成】女贞子、旱莲草、白芍、竹茹、钩藤、龙骨、牡蛎、冬瓜仁各 12 克,枸杞子、菊花、茯苓、牛膝各 10 克,制首乌 15 克。【制法】水丸。上药共研细末,和匀过筛,冷开水泛为丸,如绿豆粒大小,晒干,贮瓶备用。【用法】每次 6～9 克,每日 3 次,温开水送服。【功能】滋阴养血、平肝利水。【主治】由阴血亏虚、肝阳上亢所致之头部昏胀,疼痛,视物昏花,面赤心酸,体困乏力,耳鸣盗汗,干肢浮肿,舌红略暗,苔白滑,脉弦。可用于高血压,冠心病。【附记】引自《名医治验良方》李斯炽方。此方,乃攻补兼施之剂,用于上病虚实挟杂者,确有良效。

20. 止 眩 散

【组成】龟甲 20 克,白芍 15 克,柏子仁 15 克,酸枣仁 50 克,党参 25 克,当归 7.5 克,丹参 15 克,怀牛膝 25 克,橘络 5 克,地龙 15 克,菊花 7.5 克,石菖蒲 10 克。【制法】散剂。上药共研极细末,和匀过筛,贮瓶备用。【用法】每次 9～15 克,每日 3 次,白开水冲服。【功能】滋肾宁心、平肝潜阳、行血通络。【主治】阴虚阳亢型高血压,症见头晕目眩(眩晕),如坐舟车之上,恶心欲吐,头胀头痛,睡眠欠佳,舌红,脉弦数。【附记】引自《名医治验良方》云鹏方。屡用效佳。

21. 龟甲养阴膏

【组成】龟甲、鳖甲各 25 克,女贞子 20 克,旱莲草 20 克,枸杞子 20 克,山萸肉 15 克,桑椹子 15 克,淡菜 30 克。【制法】膏滋。先将龟甲、鳖甲加清水煎煮 2～3 小时,取汁,药渣再入诸药加水煎煮 3 次,滤汁去渣,合并滤液和龟甲煎汁,和匀,加热浓缩成清膏,再加蜂蜜 150 克收膏即成。收贮备用。【用法】每次 15～30 克,每日 3 次,饭后半小时用温开水调服。【功能】滋阴、补肾、止眩。【主治】高血压(肾阴亏损型)。症见眩晕耳鸣,失眠健忘,精神萎靡,口燥咽干,腰膝酸软,发落齿摇,五心烦热,舌体瘦红,无苔,脉细数者。【加减】若视物昏花者,加菊花20克;盗汗者,加地骨皮15克;遗精者,加芡实、莲须各10克。【附记】引自《名医治验良方》李宏仁方。屡用效佳。

22. 育阴潜阳膏(一)

【组成】钩藤30克,沙苑蒺藜30克,生地黄24克,何首乌24克,石决明24克,杜仲18克,桑寄生18克,磁石15克,地龙18克,五味子12克,胆南星10克,人参1.8克,琥珀1.5克,朱砂1克。【制法】膏滋。先将前十一味药加水煎煮3次,滤汁去渣,合并滤液,加热浓缩成清膏,再加蜂蜜100克收膏,最后将后3味药研成细末加入,拌匀即成。收贮备用。【用法】每次15～30克,每日3次,饭后温开水冲服。【功能】补益肝肾、潜阳镇逆。【主治】高血压(肝肾阴虚、肝阳上亢,兼胃中不和型)。症见头痛,头晕,心悸气短,寐差,时有胃痛,泛酸纳差,舌尖红无苔,脉细数无力者。【加减】胃脘满闷甚者,去石决明、磁石,加木香、枳壳、乳香、白术各10克,山药24克以健脾和胃。【附记】引自《名医治验良方》邢锡波方。屡用效佳。

23. 清眩降压散

【组成】茯苓15克,竹茹10克,菖蒲10克,黄芩10克,黄连6克,龙胆草10克,川芎6克,天麻10克,龙骨12克,牡蛎15克,焦栀子10克,夏枯草10克,桑寄生10克。【制法】散剂。上药共研极细末,和匀过筛,贮瓶备用。【用法】每次6～9克,每日3次,饭后温开水送服。【功能】清肝热、化痰浊、息内风。【主治】高血压病(痰热上扰型)。症见目眩而黑,视物皆转动,呕吐黄绿苦水或痰涎,甚则跌仆,不省人事,舌暗苔黄腻,脉弦滑数或沉细数者。【附记】引自《名医治验良方》张先五方。本方对高血压痰火上扰、阳亢化风,欲成中风闭脱者疗效最佳。患者服药入睡后,切勿惊扰。服药期间,应忌烟酒和辛辣刺激性食物。

24. 海 蜇 膏

【组成】陈海蜇 60 克,鲜荸荠 70 只,海藻 9 克,昆布 9 克,决明子 9 克,黛蛤散 12 克,桑枝 30 克,桑白皮 9 克,马兜铃 9 克,黄芩 6 克。【制法】膏滋。上药除黛蛤散外,余药加水煎煮 3 次,滤汁去渣,合并滤液,加热浓缩成清膏,加入黛蛤散和匀,再加蜂蜜 150 克收膏即成。贮瓶备用。【用法】每次 15～30 克,每日 3 次,温开水送下。【功能】清降痰火、平肝柔坚。【主治】高血压病兼痰火上扰,症见头眩胀痛,喘促气急,咳痰黄白厚黏,眼球高突,脉滑大,舌红,苔黄白厚黏者。【附记】引自《名医治验良方》魏长春方。屡用效佳。

25. 玳 夏 散

【组成】玳瑁片 6 克,姜半夏 9 克,竹茹 6 克,北沙参 9 克,陈皮 6 克,白蒺藜 9 克,北秫米 9 克,稽豆衣 9 克,炒枳壳 4.5 克,菊花 6 克,生石决明 15 克,朱茯苓 9 克,生苡仁 9 克,钩藤 9 克。【制法】散剂。上药共研极细末,和匀过筛,贮瓶备用。【用法】每次 9～15 克,每日 3 次,白开水冲服。【功能】化痰浊、和胃平肝。【主治】高血压病(风阳挟痰浊上逆型)。症见头晕痛,胸闷泛恶纳呆,心悸气短,苔腻薄黄,脉沉而小滑者。【附记】引自《名医治验良方》严苍山方。凡见头痛剧烈,颜面口角肌肉牵掣,是风阳上逆之危症,为中风之先兆,尤当急治。此非肝阳上亢,实由风阳挟痰浊上逆所致,故投之即效。

26. 眩 晕 散

【组成】石决明 30 克,赭石 30 克,夏枯草 30 克,半夏 15 克,前胡 15 克,泽泻 20 克,茯苓 15 克。【制法】散剂。上药共研极细末,和匀过筛,贮瓶备用。【用法】每次 9～15 克,每日 3 次,白开水冲服。【功能】化痰息风。【主治】高血压病、脑动脉硬化等多种眩晕病。【加减】眩晕重者,加天麻 15 克;呕吐频繁者,加生姜 15 克,竹茹 12 克,煎汤送服此散,先少量频服以和胃止呕,呕止则分次送服;头痛者,加羌活 15 克;血压高者,加钩藤 30 克;大便秘结者,用大黄 10 克另泡服,并送服此散,解便停后服。【附记】引自《名医治验良方》郭子光方。多年应用,效验彰著。此方包含从三焦论治之理,虽性味平和而效著。

27. 肝肾双补散

【组成】桑寄生 30 克,玉米须 30 克,生龙骨 30 克,磁石 30 克,首乌 24 克,川芎 9 克,淫羊藿 9 克,杜仲 9 克。【制法】散剂。上药共研极细末,和匀过筛,贮瓶备用。【用法】每次 9～15 克,每日 3 次,白开水冲服。【功能】平肝、滋肾、温阳。【主治】高血压病晚期(肾阴阳俱虚型)。症见眩晕耳鸣,腰酸腰痛,阳痿遗精,夜尿增多或自汗盗汗,舌淡嫩红,苔白厚或浊腻,脉弦滑。【加减】兼气虚者,加太子参 24 克;舌尖无苔者,加麦冬 30 克,生地黄 15 克;失眠心悸者,加酸枣仁、柏子仁各 15 克。【附记】引自《名医治验良方》。邓铁涛方。屡用效佳。

28. 双补活瘀膏

【组成】当归 9 克,仙茅 9 克,仙灵脾 9 克,沙苑子 9 克,枸杞子 9 克,川红花 9 克,阿胶 12 克,辽沙参 30 克,生地黄 30 克,熟地黄 30 克,炒枣仁 30 克,怀牛膝 30 克,桑寄生 30 克,生白芍 30 克,何首乌 30 克,鸡血藤 15 克。【制法】膏滋。上药除阿胶外,余药加水煎煮 3 次,滤汁去渣,合并滤液,加热浓缩成清膏,再将阿胶加黄酒浸泡后隔水炖烊,冲入清膏和匀,最后加蜂蜜 100 克收膏即成。收贮备用。【用法】每次 15～30 克,每日 2～3 次,温开水送服。【功能】滋补肝肾、温阳补血、活血化瘀。【主治】高血压性眩晕(阴阳两虚型)。症见眩晕头痛,失眠多梦,耳鸣,心悸气短,视物模糊,腰酸乏力,夜间尿多,手足麻木,祛寒肢冷,水肿,四肢无力,男子遗精,女子月经失调,脉弦细无力或弦数无力,舌质淡红,苔白,体胖嫩有齿痕。【加减】心悸气短甚者,ECG 示有心房纤颤者,可加服朱砂1.2 克,琥珀 3 克(研细分 3 次冲服)。【附记】引自《名医治验良方》李秀林方。屡用效佳。

29. 归 原 散

【组成】熟地黄 20 克,山茱萸 10 克,淮牛膝 10 克,枸杞子 10克,白芍 12 克,石决明 15 克,炙甘草 6 克,制附片 10 克,肉桂 3克。【制法】散剂。上药共研极细末,和匀过筛,贮瓶备用。【用法】每次 9～15 克,每日 3 次,温开水冲服。【功能】引火归元。【主治】高血压病(命门火衰、虚阳上浮型)。症见头痛且晕,头重脚轻,胸闷心悸,头汗出,齐颈而还,身体无汗,下肢清冷,小便清长,夜尿且多,咽干少津,舌红胖,苔无异常。【附记】引自《名医治验良方》朱文锋方。屡用效佳。

30. 育阴降压膏

【组成】鲜石斛 9 克,麦冬 9 克,天花粉 9 克,玄参 9 克,焦山栀9 克,丹皮 9 克,龙胆草 9 克,枯黄芩 9 克,连翘 9 克,知母 9 克,薄荷 6 克,甘草 3 克。【制法】膏滋。上药加水煎煮 3 次,滤汁去渣,合并滤液,加热浓缩成清膏,再加蜂蜜 100 克,收膏即成。收贮备用。【用法】每次 15～30 克,每日 3 次,温开水送服。【功能】育阴、清热、降压。【主治】高血压病(阴虚火旺型)。症见头晕,心悸,唇红舌赤,脉象弦劲有力。【附记】引自《名医治验良方》李斯炽方。由此阴分得养,火热可除,血压自降,故而屡用效佳。

31. 参 草 丸

【组成】紫丹参 30 克,怀牛膝 15 克,夏枯草(花穗)30 克,粉丹皮 15 克,马兜铃 30 克,双钩藤 15 克,刺蒺藜 15 克,代赭石 30 克。
【制法】水丸。上药共研细末,和匀过筛,冷开水泛为小丸,晒干,贮
瓶备用。【用法】每次 6～9 克,每日 3 次,温开水送服。【功能】活
血化瘀、清热平肝、息风。【主治】高血压病(瘀热阻络型)。症见头
昏耳鸣,视物模糊,面部黧黑,目珠有老年圈,有时手足不自觉蠕
动,唇微发青紫,苔薄黄,舌红,口臭,左脉沉细而数,右脉洪大而
数。【加减】体虚者,加黄芪 90 克,何首乌 60 克,当归 60 克,黑芝
麻 90 克,文火熬膏,每日 30 克,早、晚用温开水送下,或按上列三
药各三分之一量加入方中;络脉不通者,加桑枝 20 克,川芎 10 克。
【附记】引自《名医治验良方》来春茂方。本方力专效宏,屡用效佳。
本方不可久服常服,应中病即止。同时尤应注意马兜铃的用量及
应用时间。

32. 降 压 散 (二)

【组成】丹参 30 克,葛根 20 克,钩藤 30 克,川牛膝 20 克,川芎
10 克,泽泻 60 克。【制法】散剂。上药共研极细末,和匀过筛。贮
瓶备用。【用法】每次 6～9 克,每日 3 次,温开水送服。1 个月为 1
个疗程。一般服药 1～2 个疗程判定疗效。【功能】活血平肝、利水
降压。【主治】高血压(血瘀肝旺型)。【附记】引自《名医治验良方》
梁树珍方。屡用效佳。应用时应依据不同的证型,随证加入益气
养阴、滋阴潜阳、补肾豁痰、健脾宁心、柔肝之品,其效始著。

33. 蠲 痹 丸

【组成】天麻 30 克,钩藤 60 克,木瓜 30 克,草薢 45 克,当归 45
克,白芍 45 克,续断 36 克,黄芪 45 克,牛膝 30 克,僵蚕 36 克,松
节 45 克,威灵仙 45 克。【制法】蜜丸。上药共研细末,和匀过筛,
以等量之炼蜜和而为丸,每丸重 9 克,分装备用。【用法】每次 1
丸,每日 3 次,温开水送服。【功能】息风蠲痹、养血活络。【主治】
高血压病,症见中风半身不遂,手足不能举动,麻木不仁,关节酸痛

或咯吐痰涎者。【附记】引自《名医治验良方》郭振球方。凡高血压病兼见中风后遗症，执此方坚持治疗，多屡获良效。

34. 调 络 散

【组成】桑寄生15克，杜仲15克，生地黄15克，牛膝15克，丹皮15克，白芍15克，黄芩15克，菊花15克，夏枯草15克，桂枝15克，桑枝15克，甘草15克，生石决明30克。【制法】散剂。上药共研极细末，和匀过筛，贮瓶备用。【用法】每次6～9克，每日3次，温开水送服。【功能】调和脉络，降压清眩。【主治】缓进型高血压病，症见头晕目眩，甚则头痛目胀，每因烦劳，恼怒而加剧，脉象弦数有力，严重时手足麻木。【加减】若见手足麻木者，加黄芪30克，重用桂枝25～30克。【附记】引自《名医治验良方》王乐善方。缓进型高血压进展缓慢，一般多无症状，多是在体检或中风时发现血压增高。投用此方治疗，确有较好疗效。

35. 调 和 散

【组成】丹参12克，川芎10克，大蓟15克，怀牛膝10克，天仙藤12克，生槐米10克，广地龙10克，代赭石25克。【制法】散剂。上药共研极细末，和匀过筛，贮瓶备用。【用法】每次9克，每日3次，白开水冲服。【功能】调气和血。【主治】高血压病（气血失调型）。症见头痛，头胀，面色暗红，时有烘热，胸闷或胸痛如刺，肢体窜痛或顽麻，妇女月经不调，舌质偏暗或有紫气，脉细涩或结代。【附记】引自《名医治验良方》周仲瑛方。屡用有效。

36. 益气降压散

【组成】黄芪30克，太子参30克，淮山药15克，白术12克，莲子15克，炙升麻10克，当归15克，五味子6克，陈皮6克，甘草3克，大枣（去核）5枚。【制法】散剂。上药共研极细末，和匀过筛，贮瓶备用，也可用大枣煎汤和丸。【用法】每次9～15克，每日3

次,白开水冲服。【功能】补气、健脾。【主治】气虚型高血压病,症见头昏,气短乏力,困倦嗜睡,心悸懒言,汗多,舌淡红,苔薄白而润,脉沉细无力者。多见于中老年人,尤以脑力劳动者居多。【附记】引自《名医治验良方》李义昌。坚持服用,效果甚佳。

37. 定 摇 散

【组成】东北红参、白术、茯神、炙甘草、姜半夏、陈皮、远志各35克,钩藤、僵蚕各70克,全蝎35克,炙蜈蚣17.5克,羌活35克,防风105克,麻黄、干姜各17.5克,玳瑁、黄芪、附片各35克,天麻70克,杭白芍35克。【制法】散剂。上药共研极细末,和匀过筛,贮瓶备用或炼蜜(810克)为丸,如小梧桐子大,备用。【用法】每次7~10克(或蜜丸10克),温开水送服,一日服3次,连服4个月为1个疗程。【功能】益气安神、平肝息风、温肾健脾。【主治】风头旋病(肝肾阳虚、头风摇眩),可用于高血压、眩晕和特定性眩晕。【附记】引自《中国当代中医名人志》米伯让方。屡用屡验。若能坚持用药必获良效。

38. 降 压 膏(一)

【组成】槐角25000克,冬青15000克,熟地黄7500克,桑枝12500克,臭牡丹10000克,夏枯草15000克,白糖25000克。【制法】膏滋。将以上生药洗净混合,用纱布袋装好,投入陶器缸内,加3倍量水(以淹没生药水面高出3寸为度)浸泡30分钟,煮沸2小时,如此反复两次,分别过滤,合并药液,加入糖浆,过滤,浓缩至57000毫升即得。收贮备用。【用法】每次1调羹(约20毫升),每天服3次,温开水调服。2个月为1个疗程。【功能】滋阴补肾、息风降压。【主治】各种类型的高血压。【附记】引自曹春林《中药制剂汇编》。屡用效佳。

39. 大臭牡丹膏

【组成】大臭牡丹、香油、桐油、黄丹各 1000 克。【制法】膏药。先取大臭牡丹茎叶干品加香油、桐油浸泡 2～7 日,加温沸腾 1 个小时,待药液泡沫散去,大臭牡丹茎叶焦枯时,滤去药渣,继续加温至药沸腾,加入黄丹,微火,不断搅拌。半小时后药液由棕红色变为黑色时,取一滴滴入冷水中成珠不散,即可停止加温,待稍冷却后涂于硬纸上,呈圆形,直径约 5 厘米,如硬币厚即成大臭牡丹膏药。收贮备用。【用法】外用。用时以微温烘软膏药。贴于一侧之曲池穴、足三里穴、血海穴。每 3 日换贴另侧,连续贴 7 日,以后每月加贴 2 次,每次时间隔 5 天,坚持 1 年。【功能】降血压。【主治】高血压病。【附记】引自程爵棠《百病中医膏散疗法》。屡用皆效。

40. 珍珠蜂皇浆

【组成】珍珠角壳蛋白水溶解液 100 毫升,蜂皇浆 30 克,蜂蜜 1100 毫升。食用香精、防腐剂适量。【制法】糖浆。将上三味药混匀,加防腐剂、食用香精,用蒸馏水制成 1000 毫升糖浆,搅拌均匀,即得。分装备用。【用法】口服。每次 10 毫升,每日 2 次。【功能】补益肝脾、养心益智。【主治】头晕目眩,心悸怔忡,失眠健忘,食欲缺乏,纳呆,脉弦细者。可用于高血压、高脂血症、慢性肝炎、神经官能症等具上述症状者,均可服用。【附记】引自《广东省药品标准》。屡用效佳。

41. 肝肾滋膏

【组成】枸杞子 800 克,党参 100 克,麦冬 50 克,黄芪 20 克,阿胶 90 克。【制法】膏滋。上药除阿胶外,另 4 味药加水煎煮 3 次,滤汁去渣,合并滤液,加热浓缩成清膏,再将阿胶加适量黄酒浸泡后隔水炖烊,冲入清膏和匀即成。收贮备用。【用法】每次 10 毫升,每日 2 次,空腹服用。【功能】滋养肝肾、补益气血。【主治】头晕眼花,肢体疲乏,少气懒言,面色㿠白,耳鸣健忘,心悸失眠,面色萎黄,脉弦细,舌淡苔薄。可用于高血压病、神经官能症及美尼埃综合征缓解期而具上述症状者,均可服用。【附记】引自《卫生部药品标准》。屡用效佳。凡脾虚、腹胀、便溏者忌服。

42. 降压延寿片

【组成】制首乌 105 克,参三七 20 克,珍珠 3.5 克,绿豆、猪胆汁各 210 克。【制法】片剂。上药除猪胆汁外,余药均共研为细末,和入猪胆汁,依法制成片剂,每片重 0.25 克,分装备用。【用法】每次 4～6 片,每日 2 次,温开水送服。【功能】益肝肾、平肝阳、养心神。【主治】高血压病(肾虚肝旺、下虚上盛型)。症见头痛眩晕,耳鸣口苦,记忆力减退,心烦易怒,少寐多梦,舌质红,苔薄黄,脉弦数。【附记】引自《安微省药品标准》。屡用效佳。本方还有延年益寿之效用。

43. 降脂灵片

【组成】何首乌(制)、决明子、山楂、金樱子各 150 克,泽泻 240克,黄精(制)、桑寄生、木香各 90 克。【制法】片剂。先取山楂碎成细粉,再将其余各药混匀加水煎煮 3 次,滤汁去渣,合并滤液,加热浓缩至稠膏,加入山楂细粉,混匀,干燥,粉碎,按湿法制成颗粒,干燥,整粒,压片,每片重 0.25 克,包糖衣即得。分装备用。【用法】每次 4～6 片,每日 3 次,饭后温开水送服。【功能】滋肾平肝、降脂益智。【主治】头晕目花,耳鸣如蝉,失眠健忘,寐差梦多,心烦不宁,腰膝酸软,舌暗苔薄黄,脉细弦迟弱。可用于高血压病、动脉硬化症、高血脂症、冠心病、心绞痛等,凡见头晕目花,耳鸣健忘,心烦寐差者,均可服用。【附记】引自《广东省药品标准》。临床屡用,能收显效。

44. 杞乌精丹冲剂

【组成】枸杞子 15 克,何首乌 100 克,黄精 15 克,丹参 15 克。【制法】冲剂。上药共研细末,和匀过筛或制成浓缩粉加入适量淀粉、白砂糖,混合均匀,按湿法制成颗粒,干燥,整粒即得,分装备用。【用法】每次 5～10 克,每日 3 次,白开水冲服。【功能】益气补肾、活血调压、软脉祛瘀。【主治】高血压,动脉硬化,低血压,冠心病,脑血栓及其后遗症。【附记】引自《中国当代中医名人志》刘万里方。屡用有效。

45. 二麻降压膏

【组成】罗布麻 100 克,天麻 10 克,黄芩 150 克,山栀 150 克,生地黄 200 克,玄参 150 克,夏枯草 150 克,杭白菊 150 克,钩藤 200 克,草决明 150 克,生龙骨 300 克,酸枣仁 200 克。【制法】膏滋。上药加水煎煮 3 次,滤汁去渣,合并滤液加热浓缩成清膏,再加蜂蜜 300 克收膏即成。收贮备用。【用法】每次 15～30 克,每日 2 次,白开水调服。【功能】清热泻火、平肝降压、镇静安神。【主治】高血压病(肝阳上亢型)。表现为高血压伴有头痛较剧,目红面赤,急躁易怒,口苦等,多为实证。【加减】如有头痛眩晕重者,加石决明 300 克,珍珠母 300 克;如口干热盛、大便燥干者,加生石膏 300 克,生大黄 90 克。【附记】引自汪文娟《中医膏方指南》。屡用效佳。在服药期间,要做好自我调摄:一是劳逸适度,情绪稳定,保持有规律的生活、愉快的心情。二是饮食有节制,多吃新鲜蔬菜、水果,少饮酒和低盐饮食,忌烟。三是坚持长期服药,调整血压。

46. 龙牡降压膏

【组成】生龙骨 300 克,生牡蛎 300 克,怀牛膝 200 克,玄参 150 克,枸杞子 100 克,白菊花 60 克,桑椹 150 克,白芍药 150 克,生地黄 200 克,女贞子 200 克,桑寄生 200 克,龟甲胶 200 克。【制法】膏滋。上药除龟甲胶外,余药加水煎煮 3 次,滤汁去渣,合并滤液,加热浓缩成清膏,再将龟甲胶加适量黄酒浸泡后隔水炖烊,冲入清膏和匀,最后加蜂蜜 300 克,收膏即成。收贮备用。【用法】每次 15~30 克,每日 2 次,温开水调服。【功能】滋阴降火、平肝潜阳。【主治】高血压病(肝肾阳虚型)。表现为高血压伴有眩晕耳鸣,腰膝酸软,精神萎靡,烦躁失眠等,多为虚证。【加减】如有心慌失眠者,加珍珠母 300 克,炒枣仁 200 克。如有四肢麻木者,加天麻 15 克,僵蚕 200 克。【附记】引自汪文娟《中医膏方指南》。屡用效佳。

47. 降压冲剂(一)

【组成】猪毛菜(扎蓬棵,具有降压作用)30 克,夏枯草 50 克,黄芩 15 克,糖粉适量。【制法】冲剂。将上药按煎煮法操作,合并药液浓缩至一定比重进行喷雾干燥,加入适量糖粉,和匀,制成颗粒,干燥,整粒,即得,分装备用。【用法】每次 10~15 克,每日 3 次,白开水冲服。【功能】清热凉血、降压明目。【主治】高血压。【附记】引自曹春林《中药制剂汇编》。屡用有效。

48. 降 压 片（一）

【组成】黄芩 67.5 千克,钩藤 45 千克,夏枯草 30 千克,草决明 40.5 千克。【制法】片剂。先取 5~6 千克草决明粉碎,过筛,留 4.5 千克细粉,其余粗粉与原草决明和钩藤、夏枯草加水煎煮 3 次,滤汁去渣,合并滤液,浓缩成 1∶1 流浸膏(剩 11.5 万毫升),加入 95％乙醇 11.5 万毫升搅拌,以布袋过滤,滤液回收乙醇,浓缩成膏。将上述草决明细粉(4.5 千克)为赋形剂加入浓缩膏内搅拌均匀,制成颗粒,60℃烘干,研成细粉。将黄芩提取黄芩素,然后将黄芩素研成细粉,与上述细粉混匀,以乙醇湿润制成颗粒,烘干、整粒,压片,每片重 0.3 克,分装备用。【用法】口服。每次 4~6 片,每日 2 次。或遵医嘱。【功能】清热明目、凉血降压。【主治】一般性高血压。【附记】引自北京医学院（现北京大学医学部）《中药制剂资料选编》（内部资料）。屡用有效。

49. 黄瓜藤片

【组成】黄瓜藤 4 千克。【制法】片剂。黄瓜藤应夏秋两季采集，去掉根叶，其他晾干药用。取黄瓜藤 4 千克洗净，用蒸馏水煮沸半小时倾出浸出液，再加蒸馏水煮沸半小时后，合并两次浸出液，浓缩至 500 毫升为黄瓜藤浸膏。然后将黄瓜藤浸膏用纱布过滤，掺入淀粉适量，乳糖 25 克和匀，用 16 目筛制成颗粒在 60℃条件下烤干，加润滑剂硬脂酸镁和匀，压成片剂，每片重 0.5 克（每片相当生药 3 克）。分装备用。【用法】每次 6 片，每日 3 次，温开水送服。【功能】清热、凉血、降压。【主治】高血压。【附记】引自曹春林《中药制剂汇编》。屡用有效。

50. 复方羚羊降压片

【组成】羚羊角 625 克，黄芩 13500 克，桑寄生 42187.5 克，夏枯草 42187.5 克。【制法】片剂。先将羚羊角、黄芩共研为细粉，过筛，混合均匀。再将桑寄生、夏枯草加水煎煮 2～3 次，至煎出液基本味尽，去渣，合并煎出液，静置后过滤，浓缩成稠膏状，冷却后，加入上述细粉，拌匀，制粒，压片，每片重约 0.35 克，分装备用。本品为绿褐色浸膏片。【用法】每次 4 片，每日 2～3 次，温开水送服或遵医嘱。【功能】降低血压、预防中风。【主治】充血性头晕胀痛、血管硬化性高血压，证属肝阳上升。【附记】引自《浙江省药品标准》（中成药部分）。屡用效佳。

51. 降压片（二）

【组成】杜仲 46875 克，钩藤 28135 克，黄芩 28135 克，益母草 46875 克，夏枯草 28135 克。【制法】片剂。将黄芩打粉过筛，50%细粉备用。粗粉用 50%乙醇浸渍法提取；杜仲切丝后与钩藤分别用70％乙醇,按浸渍法提取。过滤,回收乙醇,浓缩收膏备用。上述药渣合并,用水煮法提取2次,每次煮2小时,过滤后澄清。再将益母草、夏枯草切段后用水煮法提取3次,第一次3小时,第二次2小时,第三次1小时,过滤后澄清,合并上两项的澄清液浓缩至比重1.4(80℃时测定),将黄芩细粉与上项浸膏混合均匀,捏成薄片,烘干后研成颗粒,过18目筛,按颗粒总量加入0.5％～1％硬质酸镁,混合均匀,压片,包柠檬黄色糖衣即得。每片重0.3克。分装备用。【用法】每次5片,每日3次,饭前温开水送服。【功能】清肝热、镇静、降压。【主治】高血压。【附记】引自《贵州省药品标准》。屡用效佳。

52. 降压糖浆(一)

【组成】汉野菊花500克,草决明500克,夏枯草500克,茺蔚子300克,豨莶草300克,钩藤300克,黄精300克,蔗糖400克,苯甲酸钠5克,糖精适量。【制法】糖浆。将上述中草药洗净除去泥沙,加工成饮片,称量配齐,投入夹层锅中,加水浸过药面约1寸,加热煎煮2次,第一次煎2小时,第二次煎1.5小时,将两次煎煮液过滤,合并滤液进行浓缩至稀膏状(比重为1.2左右)备用。另取蔗糖加入蒸馏水制成单糖浆,与上述浓缩液合并混匀,再加入适量糖精和苯甲酸钠5克,使全量达1000毫升(若配料超过总量可再浓缩药液),放冷,分装备用。本品为棕黑色黏稠糖浆剂。【用法】每次30毫升,每日3次,饭后热开水冲服。30天为1个疗程,连服3个疗程。【功能】平肝、清热、降压。【主治】原发性高血压。【附记】引自曹春林《中药制剂汇编》。屡用效佳。有个别病例在服药的头几天出现上腹隐痛不适、大便稍稀等,不必停药,在继续服药过程中可自行消失。

53. 降压冲剂(二)

【组成】夏枯草18克,茺蔚子18克,草决明30克,黄芩15克,茶叶 15 克,槐角 15 克,钩藤 15 克。【制法】冲剂。将上药混合粉碎,筛取 1/3 细粉备用。剩下粗末放锅内,加水煎煮 2 次,每次煎煮 1 小时,过滤,合并滤液,置火加热浓缩至稠膏状时,撤离火源,加入上述备用原药细粉,搅拌均匀,揉搓成坨,压过用铁窗纱制成的颗粒筛,制成湿粒,晒干即得。分装备用。【用法】每次 3～9 克,每日 3 次,开水冲服。1 周为 1 个疗程。【功能】凉血、降压。【主治】高血压。【附记】引自《北京市中草药制剂选编》。屡用效佳。

54. 降压片(三)

【组成】野菊花 100 克,夏枯草 200 克,草决明 200 克,砂糖 32 克。【制法】片剂。将野菊花、草决明磨粉,筛取 100 目细粉备用。药渣和夏枯草合并,加水煎煮 3 次,每次煮沸 1 小时,用纱布过滤。滤液合并,加热浓缩至稠膏与原药细粉混匀,加 13% 糖做黏合剂(取砂糖 32 克,加水煮沸溶解用纱布过滤),混匀,制粒,干燥,加 2% 滑石粉,和匀压片,每片重 0.3 克(相当于原生药 0.5 克)。分装备用。【用法】每次 5 片,每日 3 次,温开水送服。【功能】清热、凉血、降压。【主治】高血压病。【附记】引自《北京市中草药制剂选编》。屡用效佳。

55. 菊明降压丸

【组成】野菊花 1200 千克,草决明 300 千克。【制法】药汁丸。将上药材加工洁净,炮炙合格。取野菊花 825 千克,草决明 300 千克煮提 2 次,第一次 2.5 小时,第二次 1.5 小时,合并滤液,过滤沉淀,减压收缩至比重 1.5,温度 30℃ 的稠膏。再取野菊花 375 千克,粉碎为细粉,过 100 目细罗。留 40 千克细粉起母子,其余原粉与稠膏搅拌均匀,烘干粉碎为细粉,泛丸(小丸),烘干。每 500 克干丸用明胶 4.5 克,川古粉 0.06 克为衣闯亮。分装备用。【用法】每次 7.5 克,每日 2 次,温开水送服。【功能】降低血压。【主治】原发性高血压,慢性肾炎型高血压。【附记】引自《北京市中成药规范》(第二册)。屡用效佳。

56. 牛黄清心片

【组成】麦冬 14060 克,白芍 23420 克,柴胡 12180 克,蒲黄 2330 克,桔梗 12180 克,生阿胶 15920 克,菖蒲 16680 克,水牛角 4420 克,黄芩 14060 克,朱砂 21710 克,川芎 12180 克,雄黄 7500 克,红枣 28120 克,肉桂 16860 克,白蔹 7030 克,干姜 7030 克,大豆卷 17030 克,山药 65620 克,甘草 46860 克,六神曲 23420 克,当归 14060 克,人参 23420 克,白术 23420 克,牛黄 8018 克,防风 14060 克,茯苓 15000 克,生杏仁 11710 克,冰片 50012 克,生石膏 20000 克。【制法】片剂。将上药材加工洗净,炮制合格。取麦冬、红枣、白芍、桔梗、大豆卷、黄芩、柴胡、白蔹、干姜煮提 3 次,时间分别为 3 小时、1 小时、半小时。生杏仁用 80% 的乙醇提取,山药 40 千克,茯苓、防风、川芎、当归、菖蒲、白术、肉桂用 70% 的乙醇提取,煮提 2 次,时间分别为 3 小时、2 小时。生石膏、人参、山药 25.7 千克,六神曲、蒲黄、生阿胶、甘草膏 14.1 千克,系第一部分原粉;牛黄、朱砂、雄黄、水牛角,系第二部分原粉;冰片,系第三部分原粉。合并以上浸液及回收乙醇后的药液,过滤,沉淀,减压浓缩成膏,加入第一部分原粉,制成混合膏,干燥,粉碎为细粉,加入第二部分原粉混匀,用稀乙醇制成湿颗粒,干燥,整粒,加入第三部分原粉,加 0.5% 硬脂酸镁混匀压片。每片芯重 0.25 克。包衣:每 50 千克片芯用滑石粉 16.5～17.5 千克,白砂糖 19～20 千克,食品用色素胭脂红 2 克,柠檬黄 5 克,为衣闯亮。分装备用。【用法】每次 5 片,每日 2 次。病重者每次 10 片,小儿酌减,温开水送下。【功能】镇惊安神、化痰息风。【主治】由心血不足,虚火上升引起,症见头目眩晕,胸中郁热,惊恐虚烦,痰涎壅盛。【附记】引自《北京市中成药规范》(第二册)。屡用效佳。孕妇勿服。忌食辛辣食物。

57. 降压平片

【组成】夏枯草 300 克,地龙 300 克,槲寄生 300 克,槐花 300 克,生地黄 300 克,黄芩 300 克,菊花 300 克,薄荷 50 克。【制法】片剂。先将菊花、薄荷共研细粉,过 120 目筛。再将其余夏枯草等六味酌予碎断加水煎煮 3 次,分次过滤,合并滤液,加热浓缩成膏,低温干燥,粉碎,过 100 目筛。然后将上述药粉、膏粉加适量的黄糊精混合均匀,制成颗粒,干燥,整粒(应出 750 克),加硬脂酸镁混合均匀,压片,包衣,打光。基片重 0.35 克,糖衣片重 0.50 克。分装备用。【用法】每次 6 片,每日 3 次,温开水送服。【功能】滋阴清热,祛风明目。【主治】由高血压引起的头晕,目眩,耳聋耳鸣。【附记】引自《吉林省中成药暂行标准》。屡用效佳。

58. 脑立清片

【组成】赭石 175 克,牛膝 100 克,磁石 100 克,清半夏 100 克,酒曲 100 克,炒酒曲 100 克,珍珠母 50 克,干胆 25 克,冰片 25 克,薄荷冰 25 克。【制法】片剂。先将冰片、薄荷冰分研细粉,过 100 目筛,备用。再将赭石、磁石、珍珠母分研极细粉,过 160 目筛,半夏、酒曲、干胆、牛膝共研细粉,过 120 目筛,与赭石、磁石、珍珠母细粉配研,研细,混合均匀,加适量的黄糊精,混合均匀,制成颗粒,干燥,整粒,加入冰片、薄荷冰细粉(应出颗粒 800 克),加硬脂酸镁,混合均匀,压片,每片重 0.5 克。分装备用。【用法】每次 4 片,每日 2 次,温开水送服。【功能】清脑镇痛、降低血压。【主治】由肝火上升引起的头痛目眩,心悸,耳鸣,高血压。【附记】引自《吉林省中成药暂行标准》。屡用效佳。孕妇慎服。干胆系猪、牛或羊的鲜胆汁经低温浓缩、干燥而成。干胆 25 克,相当于鲜胆汁 175 克。

59. 新 降 片

【组成】枸杞根 3.4 克,硫酸双肼酞嗪 2.7 毫克,珍珠母 3.4

克,硬脂酸镁适量,车前子1.7克,生绿豆粉适量,夏天无0.17克,淀粉适量,利血平0.027克。【制法】片剂。取枸杞根、珍珠母,拣去杂质,洗净打成粗粉,回水烧煮2次,取两次煮液合并浓缩至1∶1时加入等量的乙醇,搅拌放置,用布袋滤取上清液,残渣用70%乙醇洗涤,洗液与滤液合并,加收乙醇浓缩至厚膏状,然后在真空烘箱内干燥备用。取车前子,拣去杂质,加水烧煮1次,取出,加入车前子等量的乙醇,浸渍1天后滤过,残渣用70%乙醇洗涤,合并洗液与滤液,回收乙醇,浓缩至厚膏状,然后真空烘箱内干燥备用。取夏天生绿豆,拣去杂质,洗净,干燥后打粉备用。取利血平及硫酸双肼酞嗪,分别用淀粉及生绿豆粉(筛出细粉)过120目筛,逐步稀释,合并备用。取枸杞根、珍珠母、车前子干浸膏,加夏天生绿豆粉制成细颗粒,然后加利血平及硫酸双肼酞嗪母粉和硬脂酸镁,充分拌匀,压片即得。每片重约0.98克。分装备用。【用法】每次3片,每日3次,温开水送服。【功能】清热镇惊、凉血降压。【主治】高血压症。【附记】引自《上海市药品标准》。屡用效佳。

60. 降压糖浆(二)

【组成】地龙15克,生地黄9克,牛膝9克,丹参12克,白芍9克,女贞子12克。【制法】糖浆。上药加水煎煮3次,滤汁去渣,合并滤液,加热浓缩成浆膏状,再加蜂蜜适量和匀即成。收贮备用。【用法】口服。每次15~30克,每日2次。【功能】镇惊息风、清热凉血。【主治】高血压症。【附记】引自湖北麻城《中草药制剂选编》。屡用效佳。

61. 罗利降压片

【组成】罗布麻25000克,决明子25000克,菊花50000克,山楂25000克,利血平5克。【制法】片剂。取罗布麻、菊花洗净,置夹层锅中,加水10倍,迅速升温至沸,保持沸腾1小时,放出煮提液;再加水8倍量,煮提45分钟,放出煮提液,合并提取液,常压浓缩成浸膏状。决明子洗净,如上量加水,煮提2次。第1次75分钟、第2次60分钟,合并两次煮提液,常压浓缩至浸膏状。取半量山楂,如上量加水,如决明子煮提法提取,浓缩至浸膏状。取剩余的山楂,75℃左右,低温烘干,粉碎,过80目筛。取4种药物浸膏,加入山楂粉,搅拌成块状,70℃以下烘干,粉碎,过40～60目筛。将利血平5克以等量递增法套研混合均匀,逐步加全部药粉,过40目筛。以80％乙醇湿法制粒,70℃左右干燥,整粒后,加入0.5％硬脂酸镁,混匀,压片,片重约0.25克,包糖衣后干燥。分装备用。【用法】每次3片。每日2次,温开水送服。一般1个月为1个疗程。【功能】扩张血管,增加冠状动脉血流量,降低胆固醇,利尿。【主治】高血压。【附记】引自曹春林《中药制剂汇编》。屡用效佳。

62. 复方罗布麻片

【组成】罗布麻干浸膏43.7克,野菊花干浸膏28.5克,粉防己干浸膏30.7克,三硅酸镁15克,硫酸胍生1.3克,硫酸双肼酞嗪1.6克,双氢克尿塞1.6克,盐酸异丙嗪1.05克,利眠宁1.0克,盐酸硫胺0.5克,盐酸吡多辛0.5克,混旋泛酸钙0.5克。【制法】片剂。将罗布麻、野菊花、防己干浸膏,与硫酸胍生、三硅酸镁等,按处方配比混合,制粒,每粒制成1000片,外包糖衣即得。本品为糖衣片,棕黑色。【用法】每次1～2片,每日3次,为常用量。维持量为每日2片,温开水送服。【功能】降低血压。【主治】高血压病。【附记】引自曹春林《中药制剂汇编》。屡用效佳。现将3种干浸膏制法介绍如下。罗布麻干浸膏:取罗布麻投入药锅,加6倍量水,煎煮3次,每次煮沸30分钟,滤取煎液,除去药渣,合并3次煎液,置浓缩锅内加热浓缩至一定量(与原生药重量比为1:15时),放入烘箱内低温烘干,磨粉备用。本品为棕褐色粉末,干燥、密闭处保存。每1克应与原生药约5克相当。野菊花干浸膏:取野菊花投入药锅,加7倍量水,煎煮3次,每次煮沸15分钟,滤取煎液,除去药渣,合并 3 次煎液,置浓缩锅内加热浓缩至一定量(与原生药重量比为 1:15 时),放入烘箱内低温烘干,磨粉备用。本品为棕黑色粉末,干燥密闭处保存。每 1 克应与原生药 6～7 克相当。防己干浸膏:取防己投入药锅,加 3.5 倍量水煎煮 3 次,每次煮沸 3 小时,滤取煎液,除去药渣,合并 3 次煎液,置浓缩锅内加热浓缩至一定量(与原生药重量比为 1:15 时),放入烘箱内低温烘干,磨粉备用。本品为棕褐色粉末,干燥密闭处保存。每 1 克应与原生药 6克相当。

63. 降 压 片 (四)

【组成】黄芩 200 克,决明子 150 克,山楂 150 克,寄生 300 克,臭梧桐 150 克,桑白皮 100 克,地龙(去土)100 克。【制法】片剂。①取黄芩、臭梧桐,粉碎成细粉,过筛。②寄生、决明子、山楂,照煎煮法提取 2 次煎液,首次 3 小时,第二次 2 小时,将提取液澄清,滤过,蒸发至稠膏状。③桑白皮、地龙制粗粉,照渗漉法分别用 40%乙醇作溶媒,浸渍 24 小时后,开始渗漉,渗漉液蒸发至稠膏状。④取①项药材细粉与②、③项稠膏,并补足适量淀粉,照制颗粒方法制粒(颗粒于 60℃以下干燥),压片,即得。每片重约 0.5 克(相当于原药材 1.17 克)。分装备用。【用法】每次 2～4 片,每日 2 次,温开水送服。【功能】降低血压。【主治】高血压病。【附记】引自《山东省药品标准》。屡用效佳。血压降至正常后,改为日服 1～2片。如服药后,自觉症状加剧,应停药,症状缓解后,再减量服用。

64. 三 黄 片

【组成】黄连 500 克,黄芩 1500 克,黄柏 1500 克。

【制法】片剂。将黄连轧为细粉,过 100 目筛备用。将黄芩用水浸泡 12 小时,浸出液加明矾使成沉淀,收集沉淀(黄芩素等),干燥备用。将黄柏水煎 3 次,收集煎液,合并,加热浓缩成膏状,将黄连细粉、黄芩提取之沉淀(黄芩素等)与黄柏煎膏混合均匀,制粒,干燥,压片,每片重 0.3 克,包黄棕色衣即得。分装备用。【用法】每次 2～4 片,每日 3 次,温开水送服。【功能】清热解毒、抗菌降压。【主治】高血压病及一切火毒证。【附记】引自《山西药品制剂手册》。屡用效佳。

65. 降 压 片（五）

【组成】藤梨根 26 千克,夏枯草 13 千克,野菊花 8 千克,苦丁茶 8 千克,糊精及硬脂酸镁各适量。【制法】片剂。取野菊花 1500 克,打成细粉备用。取藤梨根置锅中,加水煎汁,头汁煎煮 3 小时,二汁煎煮 2 小时,两汁合并备用。取夏枯草、苦丁茶置锅内,加水煎汁,煎煮 2 小时,煎汁备用。取野菊花置锅中加水煎煮 1 小时,煎汁备用。再取上述煎汁,合并过滤,滤液浓缩至 2:1,加等量的 95% 乙醇,静置 12 小时以上,过滤,滤液回收乙醇,再浓缩至稠膏状。再取上述稠膏加入野菊花细粉和适量糊精拌匀制成颗粒,干燥后加适量硬脂酸镁,和匀,压片即得。每片重 0.5 克。分装备用。【用法】每次 4 片,每日 3 次,温开水送服。【功能】清肝热、降血压。【主治】高血压症。【附记】引自《浙江中草药制剂技术》。屡用效佳。杭州第一中药厂曾用苦丁茶打粉与浸膏混匀制粒压片。

66. 六一九糖浆

【组成】夏枯草 3000 克,蚕豆壳(荚壳)4000 克,车前草 2000 克,制女贞 2500 克,珍珠母 2500 克,荠菜花 2500 克。【制法】糖浆。将上药炒制适量,加水适量,用武火煎煮两次,过滤去渣,离心沉淀,文火浓缩至 25000 毫升,加入防腐剂及矫味剂,和匀即成。分装备用。【用法】口服。每次 20～30 毫升,每日 3 次。3 个月为 1 个疗程。【功能】潜阳镇静、利尿降压。【主治】高血压。【附记】引自《新医药学杂志》。屡用有效。

67. 复方降压散

【组成】小蓟、青桐、黄芩各等分。【制法】散剂。将小蓟、青桐等量加水煎煮 3 次,每次煮沸 1 小时,每次收滤液,并合并滤液浓缩成稠膏状,加入黄芩粉(研成细粉),和匀,烘干研成细粉即得。贮瓶备用。【用法】每次 9 克,每日 3 次,白开水送服。【功能】凉血、降压。【主治】高血压。【附记】引自曹春林《中药制剂汇编》。屡用效佳。

68. 强心降压片

【组成】何首乌(制)90 克,金樱子 60 克,菟丝子 20 克,黑桑椹 60 克,桑叶 10 克,黑豆 40 克,女贞子 10 克,豨莶草(酒蒸)20 克,杜仲(炭)100 克,金银花 5 克,川牛膝 4 克,地黄 5 克,旱莲草 100 克,黑芝麻 60 克。【制法】片剂。先取何首乌、杜仲混合,制成细粉。余药加水煎煮 3 次,滤汁去渣,合并滤液,加热浓缩成膏状,加乙醇至含醇量为 45%,静置 12 小时,取上清液,回收乙醇加热浓缩成稠膏状,再加入细粉,搅拌均匀,制成颗粒,烘干,压片,包红色糖衣即得。片芯重 0.25 克。分装备用。【用法】每次 7~10 片,每日 2 次,温开水送服。【功能】强心降压、滋补肝肾。【主治】高血压,神经衰弱等。【附记】引自《河南省药品标准》。屡用效佳。

69. 脑 立 清 丸

【组成】鲜猪胆汁 350 克,清半夏 200 克,磁石 200 克,赭石 350 克,牛膝 200 克,生酒曲 200 克,熟酒曲 200 克,珍珠母 100 克,薄荷脑 50 克,冰片 50 克。【制法】胆汁丸。上药除猪胆汁、薄荷脑、冰片外,余药共研细末,再与研细的薄荷脑、冰片混匀,过筛,以鲜胆汁或加少量冷水和而为丸,每 10 丸约重 1.1 克。分装备用。【用法】每次 10 丸,每日 2 次,温开水送服。【功能】清脑镇痛、降低血压。【主治】由肝热上升引起的头目眩晕,烦躁咽干,头痛脑胀,失眠健忘,头昏耳鸣,饮食减少,以及高血压症。【附记】引自《集验中成药》。屡用效佳。本方与脑立清片组成相同,但剂量、剂型稍异。孕妇及体弱虚寒者忌服。

70. 舒心宁片

【组成】银杏叶 500 克,酸枣仁 300 克,白芍 300 克,槐米 300克,黄芪 200 克,牡丹皮 200 克,毛冬青 100 克,罗布麻 100 克。【制法】片剂。依法制成片剂,包糖衣,每片芯重 0.3 克(内含生药材 2.25 克)。分装备用。【用法】每次 2 片,每日 2～3 次,温开水送服。【功能】降压安神、活血止痛。【主治】由动脉血管硬化引起的高血压症及半身不遂等。可用于老年人高血压病及因脑动脉硬化而致的半身不遂。【附记】引自《集验中成药》。屡用有效。

71. 舒心降压片

【组成】郁金 300 克,石菖蒲 300 克,寄生 200 克,葛根 200 克,槐米 200 克,钩藤 200 克,丹参 150 克,桃仁 150 克,柏子仁 150克,牛膝 150 克,红花 93.75 克,菊花 93.75 克。【制法】片剂。依法制成片剂,包糖衣,每片重 0.3 克(相当于原药材 1.2 克),分装备用。【用法】每次 6～8 片,每日 2 次,温开水送服。【功能】活血祛瘀、舒心降压。【主治】原发性高血压,动脉硬化,冠心病等。【附记】引自《集验中成药》。屡用有效。

72. 新六味地黄丸

【组成】熟地黄 400 克,山药 200 克,枸杞子 200 克,牡丹皮150 克,泽泻 150 克,茯苓 150 克。【制法】蜜丸。上药共研细末,和匀过筛,以等量炼蜜为丸,每丸重 9 克。分装备用。【用法】每次1 丸(或小蜜丸 6 克),每日 2 丸,温开水送服。【功能】滋阴、补肾。【主治】肾阴不足,腰膝酸痛,头晕耳鸣,阴虚发热,盗汗,舌嫩红,苔少,脉细数。可用于高血压,贫血(辅助治疗)。【附记】引自《集验中成药》。屡用有效。

73. 覆盆六味地黄丸

【组成】熟地黄 160 克,山药 80 克,覆盆子 60 克,牡丹皮 60 克,茯苓 60 克,泽泻 60 克,五味子 20 克。【制法】蜜丸。上药共研细末,和匀过筛,炼蜜(药蜜比例为 1:0.8)为丸,如小梧桐子大(每 25 丸重约 3 克)贮瓶备用。【用法】每次 6~9 克,每日 2 次,淡盐汤或温开水送服。【功能】滋补肾阴。【主治】憔悴羸弱,腰膝酸软,头晕耳鸣,遗精便血,舌嫩红苔少,脉细弱。可用于久病体虚及高血压病、慢性肾炎等疾病的辅助治疗。【附记】引自《集验中成药》。屡用有效。

74. 覆盆杞菊地黄丸

【组成】熟地黄 160 克,山药 80 克,牡丹皮 60 克,覆盆子 60 克,泽泻 60 克,茯苓 60 克,菊花 40 克,枸杞子 40 克,五味子 20 克。【制法】蜜丸。上药共研细末,和匀过筛,炼蜜(药蜜比例为 1:0.8)为丸,如小梧桐子大(每 25 丸重约 3 克),贮瓶备用。【用法】每次 9 克,每日 2 次,温开水送服。【功能】滋肾、养肝。【主治】肝肾不足,阴虚阳浮,症见头晕耳鸣,羞明流泪,视物昏花,舌嫩红,苔少,脉细。可用于高血压病合并眼底动脉硬化引起的视力减退。【附记】引自《集验中成药》。屡用有效。

75. 蓖麻仁膏

【组成】蓖麻仁 50 克,吴茱萸 30 克,牛膝 30 克。【制法】膏药。将蓖麻仁捣烂,后 2 味药研细末,合之共捣烂如泥,收贮备用。【用法】外用。用时每取本膏 20 克,外敷于双手心劳宫穴,包扎固定。每日换药 1 次,10 次为 1 个疗程或加敷双足涌泉穴。【功能】引火归元、降压止晕。【主治】高血压病(或症)。【附记】引自程爵棠《手部疗法治百病》笔者经验方。屡用效佳。待血压恢复正常后,可改为每星期 2 次,以巩固疗效。

76. 五 虫 散

【组成】白花蛇 3 条,蜈蚣 9 条,蝉蜕、地龙各 9 克,土鳖虫、黄连、白芥子、延胡索各 6 克,葛根 15 克,甘遂、细辛、三七各 3 克,麝香 1 克,姜酊适量。【制法】散剂。先将前 12 味药共研细末,装瓶备用。【用法】外用。用时每取药散 35 克,用姜酊适量调和为软膏状,做成 7 个药饼,中心放少许麝香末,外贴于双侧心俞、肝俞、肾俞和关元穴上,外盖塑料薄膜和纱布,胶布固定。每日换药 1 次,每次贴 8～12 小时。【功能】搜风通络、降低血压。【主治】原发性和继发性高血压。【附记】引自程爵棠《穴位贴敷治百病》。多年使用,疗效尚属满意。

77. 降 压 膏 (二)

【组成】吴茱萸 15 克,川芎 10 克,桃仁 10 克,山栀子 6 克,胡椒 3 克,生姜 150 克,冰片 10 克。【制法】膏药。先将前 5 味药共研细末,和匀,加生姜共捣烂如泥,再加冰片细粉同捣和匀,调成软膏状,贮瓶备用。【用法】外用。用时每取药膏 10 克,外敷于涌泉穴(两侧交替),外加包扎固定,每日换药 1 次,10 次为 1 个疗程。【功能】活血化瘀,温肾降逆,导热下行。【主治】高血压头痛、眩晕。【附记】引自程爵棠《穴位贴敷治百病》笔者经验方。屡用效佳。近期有效率达 100%。治疗期间可停用降压药。

78. 降 压 膏 (三)

【组成】吴茱萸 18 克,槐花 30 克,珍珠母 30 克。【制法】药膏。上药共研细末,和匀过筛,贮瓶备用。【用法】外用。用时每取药散 20 克,以米醋适量调和成软膏状,分做 3 份,2 份贴敷足底涌泉穴(双),1 份贴脐孔上,上盖敷料,胶布固定。每隔 3 日换药 1 次,贴后以点燃艾条温和灸之,每处灸 15～20 分钟,每日 1 次。【功能】

平肝潜阳、凉血降压。【主治】各型高血压。【附记】引自程爵棠《足底疗法治百病》。临床屡用,效果很好。

79. 脐　压　散

【组成】吴茱萸(胆汁制)500克,龙胆草醇提取物6克,硫黄50克,白矾(醋制)100克,朱砂50克,环戊甲噻嗪175毫克。【制法】散剂。将以上药物混合共研极细末,贮瓶备用。【用法】外用。同时每次取药粉200毫克左右,倒入患者脐窝内按紧,覆盖棉球,外用胶布固定。每周换药1次,至愈为止。【功能】降火泻肝、化痰、镇静安神。【主治】高血压伴头痛、头晕等症。【附记】引自程爵棠《百病中医鼻脐疗法》李忠方。屡用效佳,尤以Ⅰ、Ⅱ期高血压疗效较好。虚证不宜用此法治疗。

80. 杜　仲　膏

【组成】杜仲9克,川芎9克,附子9克,牡蛎9克,酸枣仁9克,连翘9克,茯苓9克,龙骨9克,桑寄生6克,狗脊6克,党参6克,熟地黄6克,川楝子(炮)4.5克,远志4.5克,香油300毫升,黄丹120克。【制法】膏药。上药用香油炸焦枯去渣,熬沸,加黄丹收膏即成。摊膏备用。【用法】外用。微温化开,贴肾区(第11胸椎与第2腰椎体两侧),每3~5日换药1次。【功能】益肾、安神、降压。【主治】高血压伴头昏、眩晕。【附记】引自王光清《中国膏药学》。屡用有效。

81. 三黄四逆散

【组成】大黄60克,黄连60克,黄芩100克,柴胡100克,白芍100克,枳壳100克,甘草60克。【制法】散剂。上药共研极细末或粗末,贮瓶备用。【用法】每次10~15克,每日3次,用温开水冲服或取粗末40~50克,布包水煎服或用本方的1/10量水煎服,每日1剂。【功能】泻火、解郁。【主治】动脉粥样硬化,高血压病,症状性高血压,冠状动脉硬化性心脏病(简称冠心病),慢性胃炎,胃及十二指肠溃疡,胆道功能紊乱,慢性胆囊炎,胆石症,便秘,肝炎,上消化道出血,结肠肝曲症,结肠脾曲症,神经官能症,精神分裂症,躁狂忧郁症,肠粘连,烧伤,口角生疮等。凡胸胁苦满、心下痞痛、腹胀而硬或出血等作为辨证要点,但不必悉具。【附记】引自陈宝田《时方的临床应用》。本方为陈氏经验效方。凡气郁化火所致诸症而符合上述辨证要点的,用之无不立验。

82. 降 压 散 (三)

【组成】猪毛菜、夏枯草各等分。【制法】散剂。上药共研细末,贮瓶备用。【用法】每次 10 克,每日 3 次,温开水送服。【功能】清热、平肝、降压。【主治】原发性高血压之轻症,表现为头痛,眩晕,烦躁等属肝火上亢型。【附记】引自程爵棠《单方验方治百病》。屡用效佳。

83. 青 木 香 散

【组成】青木香适量。【制法】胶囊。上药研成极细末,装入胶囊内,每粒 0.4 克,备用。【用法】开始时每次 0.4～0.8 克(为 1～2 粒),以后逐步增加至 1～2 克,每日 3 次,饭后用温开水送服。3 个月为 1 个疗程。【功能】平肝降压、行气止痛。【主治】肝阳上亢型原发性高血压,伴头痛、头昏者。【附记】引自程爵棠《单方验方治百病》。屡用有效。一般用药 45 天后症状可减轻。如用于严重动脉硬化的高血压患者,用药时间应延长。坚持用药其效始著。

84. 蚕 龙 丸

【组成】僵蚕、地龙各等分。【制法】水丸。上药共研细末,和匀,水泛为丸,如小梧桐子大,贮瓶备用。【用法】每次 6 克,每日 2 次,温开水送服。20 天为 1 个疗程。【功能】泄热祛风、镇痉降压。【主治】高血压之头痛眩晕、失眠烦躁,或轻症脑膜炎头痛。【附记】

引自程爵棠《民间秘方治百病》。屡用效佳。

85. 九味降压膏

【组成】泽泻 100 克，川芎 50 克，白术 60 克，草决明 40 克，野菊花 50 克，桑寄生 40 克，钩藤 120 克，全蝎 20 克，夏枯草 30 克。【制法】膏滋。上药加水煎煮 3 次，滤汁去渣，合并滤液，加热浓缩为清膏，再加蜂蜜 150 克收膏即成。收贮备用。【用法】每次 15～30 克，每日 2～3 次，温开水送服，1 个月为 1 个疗程。【功能】健脾利湿、清肝降压。【主治】高血压病。【加减】若属气血瘀阻型者，加丹参、桃仁、红花各 30～60；属气阴两虚型者，加党参、川断、生地黄各 20 克；若属肝阳上亢型，加玄参、枸杞、麦冬各 30 克。【附记】引自《集验中成药》。屡用效佳。

86. 八味降压散（二）

【组成】夏枯草、草决明、芹菜籽、罗布麻、枸杞根、猪毛菜各（扎蓬棵）100 克，生石决明 200 克，丹参 150 克。【制法】散剂。上药共研极细末，和匀过筛，贮瓶备用。【用法】每次 9～15 克，每日 2～3 次，温开水冲服，10 天为 1 个疗程，每疗程间休息 2 天后再行下一疗程。【功能】清热平肝、潜阳降压。【主治】高血压病（实证）。【附记】引自《集验中成药》程爵棠方。多年应用，疗效尚佳。

87. 麻旋胆星丸

【组成】旋覆花 15 克，煨天麻 15 克，陈胆星 10 克，牛角丝 20 克，珍珠母 25 克，全瓜蒌 15 克，蜈蚣 3 条，全蝎 5 克，制半夏 10 克，代赭石 30 克，石决明 40 克，钩藤 15 克，牛膝 15 克。【制法】水丸。上药共研细末，和匀过 100 目筛，冷开水泛为小丸，贮瓶备用。【用法】每次 6～9 克，每日 3 次，温开水送服。【功能】镇肝息风、清热化痰。【主治】高血压病（风痰上逆型）。【附记】引自《集验中成药》赵保昌方。屡用效佳。

88. 育阴潜阳膏(二)

【组成】白芍 40 克,玄参 25 克,天冬 25 克,茵陈 25 克,牛膝 40 克,丹参 40 克,生牡蛎 40 克,生槐花 50 克,代赭石 40 克,生地黄 40 克,茺蔚子 25 克,夜交藤 40 克。【制法】膏滋。上药加水煎煮 3 次,滤汁去渣,合并滤液,加热浓缩成清膏,再加蜂蜜 150 克,收膏即成。收贮备用。【用法】每次 15～30 克,每日 2～3 次,温开水调服。【功能】育阴潜阳。【主治】高血压病(阴虚阳亢型)。【附记】引自《集验中成药》。陈秋澄方。屡用效佳。

89. 六味降压膏

【组成】玄参 15 克,钩藤 15 克,夏枯草 15 克,地龙 9 克,夜交藤 15 克,炒枣仁 9 克。【制法】膏滋。上药加水煎煮 3 次,滤汁去渣,合并滤液,加热浓缩为清膏,再加蜂蜜 50 克收膏即成。收贮备用。【用法】每次 15～30 克,每日 3 次,温开水调服。1 个月为 1 个疗程。【功能】滋阴、平肝、安神。【主治】高血压病(阴虚阳亢、心失所养型)。【附记】引自《集验中成药》代桂满方。屡用效佳。

90. 三草降压口服液

【组成】夏枯草、豨莶草、益母草、石决明各 30 克,决明子 35 克。【制法】浓缩液。上药加水煎 3 次。过滤,合并 3 次滤液,加热浓缩成口服液。每毫升内含生药 2 克。贮瓶备用。【用法】口服。每次 20 或 30 毫升,每日 2 次。【功能】平肝潜阳、清肝明目。【主治】高血压病。【加减】肝火炽盛者,加黄芩、栀子、龙胆草;肝肾阴虚者,加生地黄、龟甲、山萸肉;痰湿重盛者,加半夏、白术、天麻。【附记】引自《集验中成药》。屡用效佳。戒烟酒、忌恼怒。

91. 降压冲剂

【组成】生牡蛎、珍珠母、桑椹子各 30 克,白芍 24 克,菊花、木防己、黄芩各 12 克,刺蒺藜 15 克,地骨皮 20 克。【制法】冲剂。上药共研细末,和匀,依法制成颗粒冲剂。分装,每包 9 克,备用。【用法】每次 1 包。开水冲服。每日 2 次。1 个月为 1 个疗程。【功能】平肝潜阳、清肝泻火、柔肝养阴。【主治】原发性高血压Ⅱ期。证见头昏、头痛、心悸、目昏、耳鸣、夜尿频数、失眠等。【附记】引自《名医治验良方》史方奇方。治疗 82 例,总有效率为 66.7%。本方作用缓和而持久,服药后血压缓缓下降,停药后药效维持时间长。

92. 参芪降压散

【组成】党参、炙黄芪各 12 克,白术、甘草各 6 克,葛根、当归、陈皮、酸枣仁、茯神各 9 克。【制法】散剂。上药共研细末,和匀,贮瓶备用。【用法】每次 6～9 克,每日 2 次,温开水送服。1 个月为 1 个疗程。【功能】健脾益气、升阳安神。【主治】高血压病,发作眩晕、劳累加重,健忘、短气乏力,两目干涩、少寐、舌淡、脉细。【附记】引自《名医治验良方》刘志明方。屡用效佳。

93. 安宫降压丸

【组成】郁金、黄连、栀子、人工牛黄、水牛角浓缩粉各 100 克,黄芩、黄芪、白芍、麦冬、川芎各 80 克,天麻 20 克,珍珠母 50 克,党参 150 克,醋五味子 40 克,冰片 25 克,辅料为蜂蜜。【制法】丸剂。上药共研细末,过筛和匀,炼蜜为丸,每丸重 3 克。收贮备用。【用法】每次 1～2 丸,温开水送服(捣碎服),每日 2 次。【功能】清热镇痰、平肝降压、潜阳。【主治】肝阳上亢,肝火上炎所引起的头晕目眩、项强脑胀、心悸多梦、烦躁易急、高血压及高血压危象。症见头晕头胀、烦躁不安、心悸、咽干、耳鸣、眼花、失眠,高血压、脑危象

(暂时性脑缺血、高血压脑病)、血压急剧升高、剧烈头痛、头昏、恶心欲吐等。【附记】引自《中华人民共和国药典》。屡用效佳。凡血压不高,无肝阳上亢、心肝火旺时停用;阳虚、气虚者忌用。忌辛辣、香燥、肥甘油腻,动火生痰或刺激性食物。

94. 平肝舒筋丸

【组成】沉香150克,丁香、川芎、肉桂、天竺黄、青皮(醋炙)各30克,柴胡、陈皮、佛手、乌药、香附(醋炙)、木香、檀香、广藿香、砂仁、豆蔻仁、厚朴(姜炙)、枳壳(去瓤麸炒)、羌活、白芷、铁丝威灵仙(酒炙)、细辛、木瓜、防风、钩藤、僵蚕(麸炒)、何首乌(黑豆酒炙)、牛膝、熟地黄(沙烫醋淬)、延胡索(醋炙)、乳香(醋炙)、没药(醋炙)、白及、人参、白术(麸炒)、茯苓、桑寄生、冰片、黄连各45克,羚羊角(代)粉15克。【制法】丸剂。上药共研细末,过100目筛,和匀,炼蜜为丸,每丸重6克。收贮备用。【用法】每次1丸,黄酒或温开水捣碎送服。【功能】平肝疏络、活血祛风。【主治】肝气郁洁,经络不疏引起的胸胁胀痛,肩背串痛,手足麻木,筋脉拘挛。用于高血压、梅尼埃综合征、神经官能症、急性肝炎、肝硬化等。【附记】引自《中华人民共和国药典》。屡用有效。纯属虚证等慎用。

95. 杜仲胶囊

【组成】杜仲叶。【制法】胶囊。将上药研为细末,装入胶囊,每粒0.5克,收贮备用。【用法】每次2～3粒,温开水送服,每日2次。【功能】降血压、补肝肾、强筋骨、安胎。【主治】高血压、腰膝酸软、肾虚腰痛;腰膝无力,妊娠胎动不安。【附记】引自《集验中成药》。屡用效佳。

96. 牛黄降压丸

【组成】羚羊角、珍珠、水牛角浓缩粉、雄黄、牛黄、冰片、草决明、党参、黄芪、白芍、川芎、黄芩、甘松、薄荷、郁金(剂量自控)。

【制法】丸剂。上药共研细末,过筛和匀,炼蜜为小丸,每20丸重1.3克,贮瓶备用。【用法】每次20～40丸,温开水送服,每日2次。【功能】清心化痰,镇静降压。【主治】肝火亢盛、头晕目眩、烦躁不安、痰火壅盛及高血压症。【附记】引自《中华人民共和国药典》。屡用效佳。腹泻者忌服。

97. 天麻头风灵胶囊

【组成】天麻、钩藤、地黄、玄参、当归、川芎、杜仲、槲寄生、牛膝、野菊花(剂量自控)。【制法】胶囊。上药共研细末,过筛、和匀、装入胶囊,每粒0.2克,贮瓶备用。【用法】每次4粒。温开水送服,每日2次。【功能】滋阴潜阳,祛风湿,强筋骨。【主治】阴虚阳亢及风湿阻络所致的头痛、痹病,症见头痛脑胀,反复不愈,朝轻暮重,头晕目眩,腰膝酸软,口干口苦的原发性高血压、血管神经性头痛患者;因肝肾不足,风湿阻络所致腰腿酸痛,感觉风湿后加重,手足麻木,腰膝乏力,头晕目眩的风湿、劳损患者。【附记】引自《新编简明中成药手册》。屡用效佳。外感所致的头痛忌用;脾胃虚弱者慎用;服药期间忌辛辣、油腻食物。

98. 养阴降压胶囊

【组成】龟甲(炒烫)、白芍、天麻、钩藤、珍珠层粉、赭石(煅醋淬)、夏枯草、槐米、牛黄、冰片、人参、五味子(醋炙)、石膏、土木香、吴茱萸(醋炙)(剂量自控)。【制法】胶囊。将上药共研细末,过筛,和匀,装入胶囊,每粒0.45克,贮瓶备用。【用法】每次4～6片,温开水送服。每日2～3次。【功能】滋阴潜阳,平肝安神。【主治】肝肾阴虚、肝阳上亢所致的眩晕,症见头晕、头痛、颈项不适、目眩、耳鸣、烦躁易怒、失眠多梦;高血压见上述证候者。【附记】引自《新编简明中成药手册》。屡用效佳。痰湿阻滞、肾虚所致的头痛、眩晕者忌用;平素脾虚便溏者慎用;忌辛辣厚味饮食。

99. 速效牛黄丸

【组成】牛黄、水牛角浓缩粉、黄连、冰片、栀子、黄芩、朱砂、珍珠母、郁金、雄黄、石菖蒲(剂量自控)。【制法】丸剂。上药共研细末,和匀,炼蜜为丸,每丸重3克,收贮备用。【用法】每次1丸,温开水送(化)服,每日2次。【功能】清热解毒,开窍镇惊。【主治】痰火内盛所致的烦躁不安,神志昏迷;高血压引起的头晕目弦。【附记】引自《新编简明中成药手册》。屡用效佳。孕妇慎用。

100. 高血压速降丸

【组成】茺蔚子、琥珀、蒺藜(盐制)、乌梢蛇(酒制)、天竺黄、阿胶、菊花、法半夏、夏枯草、大黄(酒炒)、白芍、赤芍、白薇、当归、牛膝(剂量自控)。【制法】丸剂。上药共研细末,和匀,水泛为丸,如绿豆大小,贮瓶备用。【用法】每次20粒,温开水送服。每日2次。体虚胃弱者酌减。【功能】清热解毒,平肝降逆。【主治】虚火上升引起的头晕目眩,脑中胀痛,颜面红赤、烦躁不宁、言语不清、头重脚轻、行步不稳、知觉减退。用于高血压。【附记】引自《新编简明中成药手册》。屡用效佳。孕妇忌用。

101. 五味降压胶囊

【组成】怀牛膝、赭石、玄参、牡丹皮、生地黄各30克。【制法】胶囊。上药共研细末,过80目筛,和匀,装入胶囊,每粒0.6克,贮瓶备用。【用法】每次4～6粒,温开水送服。每日2～3次。2周为1个疗程。【功能】凉血清热,导热下行。【主治】顽固性原发性高血压病。【附记】引自《集验百病良方》。有人用本方治疗60例,用药≤5个疗程后,显效(症状消失)48例,有效10例,无效2例,总有效率为96.70%。

102. 二至丸

【组成】女贞子、墨旱莲各 500 克。【制法】丸剂。上药共研细末,和匀,水蜜为丸,每 10 粒重 1.7 克,贮瓶备用。【用法】每次 9 克,温开水送服,每日 2 次。小儿酌减。【功能】补肝肾、养阴血。【主治】肝肾不足引起的头目昏花,腰脊酸痛,下肢痿软(痛),失眠多梦,遗精盗汗,须发早白等。用于高血压,神经衰弱,血小板减少性紫癜见上述证候者。【附记】引自《中华人民共和国药典》。屡用有效。脾胃虚寒、大便溏薄者慎用。

103. 心脑静片

【组成】莲子芯 11 克,珍珠母 46 克,槐米 64 克,黄芩 286 克,夏枯草 214 克,龙胆草 71 克,淡竹叶 36 克,铁丝威灵仙 179 克,制天南星 57 克,甘草 14 克,人工牛黄 7.1 克,朱砂 7.1 克,冰片 19.3 克。辅料适量。【制法】片剂。将上药共精制成片,每片 0.4 克,贮瓶备用。【用法】每次 4 片,温开水送服,每日 1 次或 3 次。【功能】平肝潜阳,有降压、镇静、抗镇惊厥、抗脑缺血之效。【主治】肝阳上亢所致之眩晕及中风,症见头晕目眩、烦躁不宁、言语不清、手足不遂。也可用于高血压肝阳上亢证。【附记】引自《中华人民共和国药典》。屡用效佳。孕妇忌用。本品不宜久服;肝肾功能不全者慎用。

104. 归芍地黄丸

【组成】当归、白芍(酒炒)各 40 克,熟地黄 160 克,山茱萸(制)、山药各 80 克,牡丹皮、茯苓、泽泻各 60 克。【制法】丸剂。上药共研细末,过筛和匀,炼蜜为丸,每丸重 9 克,收贮备用。【用法】每次 1 丸,温开水送(化)服,每日 2～3 次。【功能】滋肝肾、补阴血、清虚热。【主治】肝肾两亏、阴虚血少证。症见肝肾两亏、阴虚血少、头晕目眩、耳鸣咽干、午后潮热、腰腿酸痛、脚跟疼痛。原发性高血压、神经衰弱、耳聋、月经不调、功能性子宫出血,见上述证候者。【附记】引自《集验中成药》。屡用效佳。

105. 当归龙荟丸

【组成】当归(酒炒)、龙胆(酒炒)、栀子、黄连(酒炒)、黄芩(酒炒)、黄柏(盐炒)、芦荟、青黛、大黄(酒炒)各50克,木香25克,麝香5克。【制法】丸剂。上药共研细末、过筛、和匀,水泛为丸,如绿豆大小,贮瓶备用。【用法】每次6克,温开水送服,每日2次。【功能】清肝利胆,泻火通便。【主治】肝胆火旺所致的头晕目眩、心烦不宁、耳鸣耳聋、胁肋疼痛、脘腹胀痛、大便秘结、小便赤涩及妇女带下、外阴瘙痒、肿痛等。用于高血压、黄疸型肝炎、梅尼埃综合征、急性盆腔炎、尿道炎、阴道滴虫病等。【附记】引自《中华人民共和国药典》。屡用效佳。尚有人用于慢性粒细胞白血病,有效率72.70%。

106. 黄连羊肝丸

【组成】黄连、黄柏、龙胆各20克,柴胡、青皮(醋制)、木贼、胡黄连、黄芩、密蒙花、茺蔚子、决明子(炒)、石决明(煅)、夜明砂各10克,鲜羊肝160克。【制法】丸剂。上药共研细末,过筛、和匀,炼蜜为丸,每丸重9克,收贮备用。【用法】每次1丸,温开水送(化)服,每日1~2次。【功能】泻火明目,清热解毒。【主治】肝火旺盛所致的眼部感染。用于眼部疾病、高血压,症见肝火旺盛、目赤肿痛、视物模糊、羞明流泪、胬肉攀睛、云翳遮睛、雀目昏暗。【附记】引自《集验中成药》。屡用效佳。肝肾阳虚忌用;孕妇慎用;脾肾虚寒者不宜常服。

107. 降压口服液

【组成】生龙骨25克,生牡蛎、代赭石各20克(3味药物先煎30分钟),茺蔚子15克,桑寄生20克,菊花10克,黄芩15克。

【制法】口服液。上药加水煎 3 次,合并滤液,加热浓缩成口服液。每毫升含生药 2 克。贮瓶备用。【用法】口服。每次 20 毫升,每日 2～3 次。【功能】滋阴潜阳。【主治】原发性高血压。【附记】引自《中国当代中医名人志》马瑞林方。临床屡用,奏效颇捷。

108. 益肾降压散

【组成】生黄芪 45 克,黄精、女贞子、淫羊藿、杜仲、泽泻、桑寄生各 30 克,怀牛膝 20 克。【制法】散剂。上药共研细末过 100 目筛,和匀,贮瓶备用。【用法】每次 9 克,温开水送服。每日 2 次,以连用 6～8 周为宜。【功能】补益肾气,调整阴阳。【主治】老年性高血压病(肾气不足型)。【附记】引自《集验百病良方》。用本方治疗 66 例,近期治愈 42 例,有效 21 例,无效 3 例,总有效率为 95.0%。

十一、低 血 压 症

1. 大补升压丸

【组成】黄精、生黄芪各 30 克,怀山药 25 克,党参、熟地黄、枸杞子、山茱萸各 20 克,当归 15 克,生甘草 10 克,升麻 6 克。【制法】丸剂。上药共研细末,过 100 目筛,和匀,水泛为丸,如梧桐子大,贮瓶备用。【用法】每次 6～9 克,每日 2 次,黄酒或温开水送服。10 天为 1 个疗程。【功能】滋补肝肾、补气升提。【主治】低血压综合征。【加减】白带量多者,加欠实 15 克,海螵蛸 12 克;偏阳虚者,加桂枝 10 克,附子 6 克,淫羊藿 15 克;平素纳呆便溏者,加用补中益气之品。【附记】引自《名医治验良方》丘万兴方。屡用有效。

2. 升压口服液

【组成】黄芪 30 克,桂枝、制附子各 15 克,升麻 5 克,或加生甘草 10 克。【制法】浓缩液。上药加水煎 3 次,过滤,合并 3 次滤液,加热浓缩成口服液。每毫升内含生药 2 克。贮瓶备用。【用法】每次 20 毫升,每日 2 次。【功能】益气温阳、升压。【主治】低血压症。【附记】引自《单方验方治百病》笔者祖传秘方。多年应用,疗效满意。

3. 扶正升压丸

【组成】人参 10 克(或用南五加皮 15 克代之),麦冬 15 克,五味子 12 克,生地黄 30 克,炙甘草、陈皮各 15 克,枳壳 10 克,阿胶 15 克(烊化),黄芪 30 克,或加升麻 6 克。【制法】丸剂。上药共研细末。过筛和匀。水泛为丸,如梧桐子大,收贮备用。【用法】每次 6～9 克,每日 2 次,温开水送服。15 天为 1 个疗程。【功能】益气养阴。【主治】低血压症。【附记】引自《名医治验良方》张三合方。临床屡用,效果甚佳。本方亦可每日 1 剂。水煎服。一般连服 10 剂左右即获痊愈。

4. 益气升压丸

【组成】人参 15 克,黄芪 30 克,白术 20 克,炙甘草、升麻、柴胡各 10 克,当归 6 克,陈皮、麦冬、五味子各 10 克。【制法】丸剂。上药共研细末,过筛和匀,水泛为丸,如梧桐子大。收贮备用。【用法】每次 6～9 克,每日 2 次,温开水送服。【功能】补中益气、升阳举陷。【主治】血压偏低、头目眩晕、起坐、睡卧动作稍快即感昏眩,体倦乏力,少气懒言,舌淡脉弱。【附记】引自《名医治验良方》陈潮祖方。多年应用,升压效果甚佳。

5. 参芪升压散

【组成】黄芪、党参各 30 克,玉竹、北条参、白术各 15 克,炙甘草、炒白芍、当归、白茯苓各 10 克,熟地黄 15 克,炒谷芽、陈皮各 10 克,或再加升麻 9 克。【制法】散剂。上药共研细末,过筛和匀。贮瓶备用。【用法】每次 6～9 克,每日 2 次。温开水送服。15 天为 1 个疗程。【功能】大补气血、理气健脾、升压。【主治】低血压症。【附记】引自《名医治验良方》张梦依方。屡用效佳。

6. 升压丸

【组成】桂枝、肉桂各 30 克,炙甘草 15 克,升麻 5 克。【制法】丸剂。上药共研细末和匀,水泛为丸,如梧桐子大,贮瓶备用。【用法】每次 6～9 克,温开水送服,每日 2 次。10 天为 1 个疗程。【功能】助阳升压。【主治】低血压。【附记】引自《集验百病良方》程爵棠方。屡用效佳。一般连服 1 个疗程即可见效。

十二、动脉硬化症

1. 软脉秦丸

【组成】人参 30 克,天麻 60 克,首乌 100 克,黄精 100 克,丹参 100 克,红花 100 克,赤芍 100 克。【制法】蜜丸。上药共研细末,和匀过筛,以等量之炼蜜为丸,每丸重 10 克,分装备用。【用法】每次 1 丸,每日 3 次,温开水送服。【功能】益气血、补心肾、软脉降脂、通脑化瘀。【主治】眩晕症,脑动脉硬化症。【附记】引自《中国当代中医名人志》李德俭方。本方对冠心病亦有疗效。坚持长期久服,可益身健体,延年益寿。

2. 参 芎 散

【组成】川芎、葛根、丹参各等分。【制法】散剂。上药共研极细末,和匀过筛,贮瓶备用。【用法】每次 3～5 克,每日 2 次,温开水送服。【功能】活血、化瘀、止痛。【主治】动脉硬化,冠心病,心绞痛。【附记】引自《中华效方汇海》。屡用效佳。又用淫羊藿 30 克,丹参 20 克,共研细末。每次 0.5 克,日服 3 次,效果亦佳。

3. 二 香 散

【组成】细辛 3 克,白芷 10 克,檀香 10 克,降香 10 克,荜茇 10 克,高良姜 10 克,延胡索 10 克,徐长卿 15 克,薤白 15 克。【制法】散剂。上药共研极细末,和匀过筛,贮瓶备用。【用法】每次 3 克,每日 2 次,开水冲服。【功能】辛香温通、开痹止痛。【主治】动脉硬化,心绞痛。【附记】引自《中华效方汇海》。屡用效佳。对硝酸甘油副作用明显不能耐受者尤为适宜。

4. 八味软化散

【组成】川芎、三七、丹参、水蛭、土鳖虫各 25 克,葛根、泽泻各30 克,罗布麻 100 克。【制法】散剂。上药共研极细末,和匀过筛,贮瓶备用。【用法】每次 3～5 克,每日 3 次,温开水送服。同时可加用本散外用。每取此散 20 克,用白酒适量调和成稀糊状,外敷于双手心劳宫穴,包扎固定。每日换药 1 次,15 次为 1 个疗程。【功能】活血化瘀、消脂通络、平肝降压。【主治】脑动脉硬化症,冠状动脉粥样硬化。【附记】引自程爵棠《手部疗法治百病》。内外并治,效果甚佳。

5. 当归二参膏

【组成】党参、当归、丹参各 30 克,三七 9 克,冰片 3 克。【制法】药膏。上药共研细末,和匀,贮瓶备用。【用法】外用。同时取药末 15 克,以低度白酒适量调和成软膏状,分贴于双足底涌泉穴,上盖敷料,胶布固定。每日换药 1 次,10 次为 1 个疗程。【功能】益气活血、散瘀通脉。【主治】脑动脉硬化症。【附记】引自程爵棠《足底疗法治百病》笔者经验方,多年应用,屡收良效。

6. 丹参二虫丸

【组成】川芎 60 克,丹参、葛根各 100 克,三七、肉桂、水蛭、土鳖虫各 30 克。【制法】水丸。上药共研细末,和匀过筛,冷开水泛为丸,如绿豆粒大,贮瓶备用或制为散剂。【用法】每次 5 克,每日3 次,温开水送服。3 周为 1 个疗程。【功能】活血化瘀、软化血管。【主治】脑动脉管壁狭窄,甚至闭塞,或脑细胞的缺氧缺血,致使脑内弥漫性组织坏死及软化灶形成。【附记】引自雍履平《脑病辨治》。屡用效佳。

7. 八味杜仲散

【组成】杜仲、桑寄生、怀牛膝、菊花、钩藤、罗布麻各500克,汉防己、地龙各250克。【制法】散剂。上药共研极细末,和匀过筛,贮瓶备用。【用法】每次5克,每日3次,温开水送服。6个月为1个疗程。【功能】益肾、平肝、降压。【主治】脑动脉硬化症合并高血压。【附记】引自雍履平《脑病辨治》。屡用效佳。

8. 八味二仁丸

【组成】五味子、刺五加、茯神、酸枣仁、枸杞子、潼蒺藜、益智仁、黄芪各400克。【制法】蜜丸。上药共研细末,和匀过筛,炼蜜为丸,如小梧桐子大,贮瓶备用。【用法】每次5克,每日3次,温开水送服。6个月为1个疗程。【功能】益气补肾、安神强智。【主治】脑动脉硬化症,兼有智力减退、神情呆滞者。【附记】引自雍履平《脑病辨治》。屡用效佳。

9. 十味降脂散

【组成】泽泻、薏苡仁、茯苓、山楂、神曲各200克,制半夏、炒苍术、陈皮、鸡内金、石菖蒲各100克。【制法】散剂。上药共研极细末,和匀过筛,贮瓶备用。【用法】每次5克,每日3次,温开水送服。3个月为1个疗程。【功能】渗湿健脾、化痰降脂。【主治】脑动脉硬化,伴有三酰甘油、β-脂蛋白、胆固醇升高者。【附记】引自雍履平《脑病辨治》。屡用效佳。

10. 归芪软坚膏

【组成】黄芪50克,女贞子、枸杞子、菟丝子、全当归、昆布各25克,丹皮、夏枯草、龙胆草、广木香、泽泻各15克,桑寄生、红花、桃仁、山楂、炒枣仁、生甘草各15克。【制法】膏滋。上药加水煎煮3次,滤汁去渣,合并滤液,加热浓缩成清膏,再加蜂蜜100克收膏即成。收贮备用。【用法】每次 15～30 克,每日 3 次,温开水调服。半个月为 1 个疗程。【功能】益气补肾、活血软坚、清热安神。【主治】动脉粥样硬化。【加减】若上肢麻木者,加桑枝、独活各 15 克;若下肢麻木者,加川牛膝、羌活各 20 克;若左半身不遂者,加鸡血藤 40 克,全当归加重至 40 克;若右半身不遂者,重用黄芪至 80 克;若痰涎壅盛者,加胆南星、川黄连、瓜蒌、桑皮各 15 克。【附记】引自《集验中成药》。屡用效佳。一般用药 1～3 个疗程即可见效或痊愈。

11. 益肾活血膏

【组成】炙黄芪、党参、葛根、枸杞、山茱萸各 30 克,丹参、鸡血藤、川芎各 15 克,石菖蒲、菊花、怀山药、炙甘草各 12 克。【制法】膏滋。上药加水煎煮 3 次,滤汁去渣,合并滤液,加热浓缩成清膏,再加蜂蜜 100 克收膏即成。收贮备用。【用法】每次 15～30 克,每日 3 次,温开水调服。10 天为 1 个疗程。【功能】益气活血、清热益肾、祛风开窍。【主治】动脉粥样硬化。【加减】若心脾两虚者,加白术、柏子仁、龙眼肉各 15 克;若肾阳虚者,加补骨脂、巴戟天各 15 克;若肾阴虚者,加龟甲、鳖甲各 15 克;若肾精亏者,加熟地黄、山茱萸各 15 克。【附记】引自《集验中成药》。屡用效佳。一般用药 1～3 个疗程后即可见效或痊愈。伴糖尿病者,不加蜂蜜收膏。

12. 软 脉 散(一)

【组成】黄芪 15 克,枸杞子、制何首乌、麦冬、赤芍、玉竹、女贞子、川芎、菊花、石菖蒲各 12 克,灵芝 10 克。【制法】散剂。上药共研细末,过筛、和匀,贮瓶备用。【用法】每次 9 克,每日 2 次。温开水送服。1 个月为 1 个疗程。【功能】养阴益肾、补脑填精、活血化瘀、通络软脉。【主治】脑动脉硬化症(亦称老年性痴呆)。【加减】肝阳偏亢者,加天麻、钩藤、石决明;血脂高兼有痰浊者,加山楂、胆南星、泽泻、半夏;气虚者,加黄芪、党参;活动障碍者,加地龙、蜈蚣、全蝎、僵蚕;肢体麻木者,加桃仁、红花,好转后可用杞菊地黄丸、天麻杜仲丸、复方丹参片等成药善后。【附记】引自《名医治验良方》梁炜方。屡用有效。

13. 三虫参芎散

【组成】丹参、川芎、水蛭、蜈蚣、穿山甲(代)各等分。【制法】散剂。上药共研细末,过筛、和匀。贮瓶备用。【用法】每次3~5克,温开水送服,每日3次。30天为1个疗程。【功能】活血祛瘀、消栓通络。【主治】脑动脉硬化。【附记】引自《临床验方集》程爵棠方。治疗30例,经用药3个疗程后,均获良效。

14. 软脉散(二)

【组成】生地30克,丹皮10克,元参30克,寸冬25克,丹参20克,水蛭、土鳖虫各10克,半夏、陈皮、竹茹、郁金各12克,茯苓、菊花各15克,枳实、川贝母、石菖蒲、黄连、栀子各10克。【制法】散剂。上药共研细末,过筛、和匀,贮瓶备用。【用法】每次6~9克,温开水送服,每日2次。【功能】养阴清热,清心泻火,豁痰开窍,活血通络。【主治】脑动脉硬化症。症见健忘、头昏、耳鸣、心烦、舌红苔黄、脉数。【附记】引自《集验百病良方》。屡用效佳。【加减】阴虚甚者,加生石膏、石斛;痰湿重者,加佩兰、荷叶、滑石、泽泻、玉米芯;血瘀者,加川芎、红花、五灵脂、山楂。

15. 软脉散(三)

【组成】黄连10克,全瓜蒌30克,半夏、枳实、蒲黄、全虫、僵蚕各10克,蜈蚣5条,水蛭5克,川芎、赤芍各15克,丹参、钩藤各30克,五灵脂12克。【制法】散剂。上药共研细末,过筛、和匀,贮瓶备用。【用法】每次9克,温开水送服,每日2次。【功能】清热豁痰,活血息风。【主治】脑动脉硬化症,症见头痛、头昏沉、健忘、胸闷而烦、恶心欲吐、半身麻木、软瘫无力、脉沉弦、舌红、苔黄腻。

【附记】引自《集验百病良方》。屡用效佳。【加减】若痰热甚者,加天竺黄、龙胆草、木通、滑石;清窍被蒙者,加荷叶、佩兰、藿香、白豆蔻;风痰壅盛、口眼歪斜,加僵蚕、白附子、全虫、蜈蚣。

16. 软脉散(四)

【组成】当归、生地、赤芍、丹参各 20 克,川芎、地龙、龟甲各 15 克,钩藤、山楂、荷叶各 30 克,五灵脂、羌活、半夏、天竺黄各 10 克,僵蚕、陈皮各 12 克,水蛭 5 克。【制法】散剂。上药共研细末、过筛、和匀,贮瓶备用。【用法】每次 9 克,温开水送服,每日 2 次。【功能】活血息风、豁痰开窍。【主治】脑动脉硬化症,症见素有高血压病史,曾发生半身不遂治愈。以后经常头昏头痛,记忆力差。因劳累昏厥,很快清醒,但头晕沉重、偏头痛、严重健忘、言语謇涩、语无伦次、心急烦躁、易激动、易出汗、下肢发软、行走不稳、舌边尖红、苔薄白、脉弦。【附记】引自《集验百病良方》。屡用效佳。【加减】头痛甚者,加全虫、蜈蚣、白芷、细辛;气虚者,加黄芪、黄精、党参;兼痰湿者,加川贝、茯苓、天竺黄、远志、半夏。

17. 通栓胶囊

【组成】川芎、穿山甲(代)、蟅虫各 3 份,水蛭 2 份,虻虫 1 份。【制法】胶囊。上药共研细末、过筛、和匀,装入胶囊,每粒 0.5 克,贮瓶备用。【用法】每日 6～8 粒,分 3 次,温开水送服。半个月为 1 个疗程。【功能】活血、化瘀、通栓。【主治】脑动脉硬化。【附记】引自《程氏医学笔记》。有人用本方治疗 140 例,显效 116 例,有效 24 例。总有效率达 100%。

18. 复遂胶囊

【组成】水蛭、蜈蚣、地龙、川芎各等分。【制法】胶囊。精选上药先晒干或烘干,共研细末、和匀,装入胶囊,每粒 0.4 克,贮瓶备用。【用法】每次 4 粒,温开水送服,每日 3 次。【功能】活血通络。

【主治】脑动脉硬化或脑梗死。【附记】引自《集验中成药》。有人用本方治疗 92 例,痊愈 37 例,显效 27 例,有效 26 例,无效 2 例。总有效率为 97.83%。

十三、健忘症

1. 两仪膏

【组成】人参 250 克,熟地黄 500 克。【制法】膏滋。上药加水煎煮 3 次,滤汁去渣,合并滤液,加热浓缩成清膏,再加白蜜或冰糖适量收膏即成。收贮备用。【用法】每次 15～30 克(为 1～2 匙),每日 2 次,开水冲服。【功能】补中益气、滋阴补血。【主治】精气亏损,症见身体羸瘦,神疲乏力,面色萎黄,健忘,耳鸣,短气。【附记】引自明代张介宾《景岳全书》。同时还可调治体质虚弱或病后调补。若消化功能减退,伴有纳少、腹胀、便溏、舌苔厚腻者,忌服本方。

2. 滋肾填精膏

【组成】熟地黄 150 克,怀山药 150 克,山茱萸 100 克,枸杞子 150 克,桑椹子 250 克,何首乌 150 克,龙眼肉 50 克,杜仲 100 克,丹参 150 克,白芍药 200 克,茯苓 150 克,川芎 30 克,鹿角胶 100 克,龟甲胶 150 克。【制法】膏滋。上药除鹿角胶、龟甲胶外,余药加水煎煮 3 次,滤汁去渣,合并滤液,加热浓缩成清膏,再将鹿角胶、龟甲胶加适量黄酒浸泡后隔水炖烊,冲入清膏和匀,最后加蜂蜜 300 克收膏即成。收贮备用。【用法】每次 15～30 克,每日 2 次,白开水调服。【功能】滋阴补肾、养血填精。【主治】记忆力减退(精血亏虚型)。【加减】如有失眠多梦明显者,加枣仁 100 克,炙远志 100 克,石菖蒲 150 克;如有形寒肢冷、小便清长者,加补骨脂

100 克,益智仁 100 克,淫羊藿 150 克。【附记】引自汪文娟《中医膏方指南》。屡用效佳。服药的同时应注意做好自我调摄:①在保证充足的睡眠同时,要适当参加一些体育锻炼和文娱活动,做到劳逸结合,身心健康。②保持精神愉快,心情舒畅,摆脱不必要的烦恼对大脑功能的影响。③忌烟酒,少食脂肪,宜吃鸡蛋、瘦肉、牛奶以保证营养。

3. 夏星苓术膏

【组成】半夏 100 克,胆星 60 克,天麻 100 克,白术 100 克,枳实 100 克,茯苓 150 克,陈皮 60 克,泽泻 100 克,川芎 30 克,生山楂 100 克,神曲 100 克。【制法】膏滋。上药加水煎煮 3 次,滤汁去渣,合并滤液,加热浓缩成清膏,再加蜂蜜 300 克收膏即成。收贮备用。【用法】每次 15～30 克,每日 2 次,白开水调服。【功能】健脾消食、燥湿化痰。【主治】记忆力减退(脾虚痰阻型)。【加减】如有困倦、嗜睡明显者,加石菖蒲 150 克,郁金 90 克,炙远志 60 克;如有烦躁不安、情绪不畅者,加柴胡 60 克,紫苏 100 克,合欢花 60 克,白蒺藜 100 克;如有胸闷恶心重者,加竹茹 100 克,旋覆花 100 克。【附记】引自汪文娟《中医膏方指南》。屡用效佳。

4. 人参蜜浆

【组成】生晒参 440 克,白蜂蜜 1800 克,鸡蛋清 75 克。【制法】糖浆。上药加水煎煮 3 次,滤汁,参渣捣烂绞汁,合并滤液,加热浓缩成清浆,再加蜂蜜、鸡蛋清搅匀收膏即成。收贮备用。【用法】口服。每次 10 毫升,每日 2 次。【功能】大补元气、宁神益智。【主治】心悸不宁,气短喘促,失眠多梦,神疲健忘,面色少华,饮食无味,舌淡苔薄,脉细弱。【附记】引自《辽宁省药品标准》。屡用效佳。脾虚便溏者慎用。

5. 冬青补汁糖浆

【组成】女贞子（酒蒸）、金樱子、红枣各 200 克，桑椹 102 克，菟丝子、黄精（蒸制）各 50 克，锁阳 35 克，熟地黄、胡芦巴、淫羊藿各 30 克，五味子 15 克，蔗糖 500 克。【制法】糖浆。将上药前 11 味药加水煎煮 3 次，滤汁去渣，合并滤液，加热浓缩至清膏。另取蔗糖，制成糖浆，加入清膏搅匀，浓缩至约 1100 毫升，即成。收贮备用。【用法】每次 10 毫升，每日 2 次，温开水送服。【功能】补肾养肝、滋阴益精。【主治】头晕目眩，失眠多梦，健忘神疲，腰膝酸软，须发早白，小便频数，遗精滑精，脉细弱者。【附记】引自《湖南省药品标准》。屡用效佳。阴虚火旺者慎用，感冒时暂停服用。

6. 安神补脑液

【组成】鹿茸 30 克，淫羊藿 500 克，何首乌（制）625 克，干姜、大枣各 125 克，甘草 62.5 克，维生素 B_1 5 克，单糖浆及苯甲酸钠适量。【制法】糖浆。上药先提取干姜挥发油，其渣与制何首乌、淫羊藿、大枣、甘草加水煎煮 3 次，滤汁去渣，合并滤液，加热浓缩至流浸膏状备用；再将鹿茸加水煎煮 5 次，合并滤液，浓缩后备用。将上述流浸膏、鹿茸浓缩液及单糖浆 5294 毫升，混匀，加入干姜挥发油、维生素 B_1 及苯甲酸钠 20 克，搅拌均匀，静置澄清，滤过，加水至 10000 毫升，制成糖浆，瓶装备用。【用法】每次 10 毫升，每日 2 次，温开水送服。【功能】补肾阳、益精血、安心神。【主治】失眠多梦，神疲健忘，腰酸滑精，形寒肢冷，面色㿠白，小便清长，舌质淡，苔薄白，脉沉细。【附记】引自《卫生部药品标准》。屡用效佳。本方对性功能减退、失眠多梦等，亦有很好的治疗作用。凡湿热内盛及阴虚火旺者慎用。

7. 安 神 糖 浆

【组成】灵芝、甘草各 25 克，首乌藤、合欢皮各 150 克，制女贞子、墨旱莲、炒白术各 100 克,仙鹤草 250 克,蔗糖 264 克,苯甲酸钠 3 克。【制法】糖浆。上药除蔗糖、苯甲酸钠外,余药加水煎煮 3 次(另外灵芝单煎 3 次),滤汁去渣,合并滤液,加热浓缩后,静置 24 小时,加蔗糖溶解后,再加苯甲酸钠,搅拌,滤过,加水使成 1000 毫升,灌装,经蒸汽灭菌 1 小时即得。备用。【用法】成人每次 30 毫升;儿童 7 岁以上服 15 毫升,3－7 岁服 10 毫升。每日 2 次,温开水送服。【功能】滋阴养血,宁心安神。【主治】失眠多梦,心慌气短,健忘乏力,腰酸耳鸣,舌红苔薄,脉细弱或细数者。【附记】引自《浙江省药品标准》。屡用效佳。凡阴血亏耗、心神失养所致诸症者,均可服用,而且疗效甚佳。

8. 肝肾康糖浆

【组成】何首乌(制)312.5 克,女贞子 136 克,山药(炒)90.5 克,黄精(酒制)90.5 克,熟地黄 45 克,五味子 45 克,当归 45 克,蔗糖 650 克,甘草(蜜炙)22.5 克。【制法】糖浆。上药熟地黄、女贞子、五味子、甘草、黄精加水煎煮 3 次,滤汁去渣,合并滤液,加热浓缩;何首乌、山药、当归粉碎,用渗漉法收集漉液,浓缩合并上述浓缩液,加入蔗糖,煮沸溶解,滤过,加水至 1000 毫升,即得。收贮备用。【用法】成人每次 10 毫升;儿童 7 岁以上服 5 毫升,3－7 岁服 3～4 毫升。每日 3 次,空腹温开水送服。【功能】滋补肝肾、安神益智。【主治】身体虚弱,眩晕健忘,耳鸣目涩,视物不明,夜寐不实,或睡眠早醒,精神倦怠,心悸汗出,腰膝酸软,男子或有遗精滑泄,女子或有月经不调等症。对于精亏血虚之不寐健忘、眩晕头痛等症较为适宜。【附记】引自《湖北省药品标准》。屡用效佳。凡实热证者禁服。本方还可用于神经衰弱等症。

9. 茸血补脑液

【组成】红参液 200 毫升,枸杞子液 1000 毫升,浓鹿茸液 100 毫升,25％乙醇,香精适量。【制法】糖浆。取浓鹿茸液、红参液和枸杞子液,加入香精、25％乙醇等配料,搅匀,滤过,浓缩,制成糖浆。分装备用。【用法】每次 10 毫升,每日 2 次,温开水送服。【功能】健脑安神、生精补髓、强筋壮骨、大补元气。【主治】失眠多梦,心悸健忘,头晕耳鸣,神疲乏力,气短懒言,舌淡苔少,脉细者。【附记】引自《辽宁省药品标准》。屡用效佳。凡阴虚火旺者忌服,感冒时暂停服用。因本方有良好的健脑安神作用,故对脏腑亏虚、元气不足、心神失养所致的多种慢性虚损病症,也有很好的保健与治疗作用。

10. 复方阿胶浆

【组成】阿胶 50 克,熟地黄 175 克,党参 175 克,人参 25 克,山楂 75 克,蔗糖 500 克。【制法】糖浆。上药除阿胶、蔗糖外,余药加水煎煮 3 次,滤汁去渣,合并滤液,加热浓缩至流浸膏,再将阿胶用黄酒适量浸泡后隔水炖烊,冲入流浸膏,和匀,最后加入蔗糖,煮沸溶解,和匀即成。分装备用。【用法】每次 10～20 毫升,每日 2 次,温开水送服。【功能】补气养血、滋阴填精。【主治】面色萎黄,唇甲色淡,头发干枯,头晕耳鸣,心悸气短,失眠健忘,食欲缺乏,月经量少,舌淡白,脉沉细弱。【附记】引自《山东省药品标准》。此方为治疗气血双亏之有效妙方,常服效佳。证情属实、属热者忌用。糖尿病患者慎用。

11. 益气养荣煎

【组成】潞党参、炙黄芪、炒白术、当归、白芍、茯苓各 90 克,远志、广木香(后下)各 45 克,淮小麦 240 克,炙甘草 60 克,糖适量。【制法】糖浆。上药用水浸泡一夜,浓煎 3 次,去渣,滤取清汁,加糖适量,文火煎熬浓缩至 500 毫升,装瓶备用。【用法】每次 30 毫升,每日 2 次,温开水送服。连服 2000 毫升为 1 个疗程。【功能】健脾益气、养心安神。【主治】心脾不足,症见心悸失眠,记忆力减退,面色萎黄,形寒,自汗出,胸痞纳差,手足麻木,大便溏薄,舌质淡红,苔薄腻,脉濡细等。【附记】引自《集验中成药》。董漱六方。屡用效佳。痰热内盛者忌服。

12. 强 身 液

【组成】红参 67 克,五味子 67 克,白芍 179 克,熟地黄 179 克,川芎 134 克,蔗糖 500 克。【制法】糖浆。先将前 5 味药加水煎煮 3 次,滤汁去渣,合并滤液,加热浓缩至流浸膏,再加蔗糖煮沸溶解,和匀即得。分装备用。【用法】每次 10 毫升,每日 3 次,温开水送服。【功能】益气养血、强身健脑。【主治】面色无华,汗出恶风,头目眩晕,健忘不寐,苔薄白,脉细弱者。【附记】引自《江西省药品标准》。屡用效佳。凡病证属实者忌服,感冒期间停服。

13. 人参滋补膏

【组成】人参 30 克,干地黄、熟地黄、白术(麸炒)、川续断各 150 克,仙鹤草 500 克,菟丝子、女贞子(制)、墨旱莲、桑寄生各 300 克,鸡血藤 600 克,狗脊(制)、首乌藤各 400 克,合欢皮 200 克,蔗糖 167 克。【制法】膏滋。先将人参加水煎煮 3 次,煎液滤过,浓缩至适量。余药(除蔗糖外)加水煎煮 2 次,滤汁去渣,合并滤液,静置 2 日以上,取上清液,浓缩后加蔗糖 167 克,再加入人参煎液,搅匀,浓缩至稠膏即得。分装备用。【用法】每次 15 克,每日 2 次,空腹,用温开水送服。【功能】平补五脏、调养气血、宁神健脑。【主治】面色无华,精神疲倦,四肢无力,腰膝酸软,失眠健忘,头晕耳鸣,须发早白,脉沉细或弦细者。【附记】引自《浙江省药品标准》。屡用效佳。凡痰热内盛者忌用,感冒时暂停服用。本方为治疗用脑过度及病后体虚之健忘、不寐的有效膏滋剂。

14. 双龙补膏

【组成】生晒参、仙鹤草各 30 克,枸杞子、白术、菟丝子、锁阳、熟地黄各 120 克,黄芪、党参、淫羊藿、首乌(制)、山楂、丹参各 180

克,麦冬、石斛、黄精(制)、刘寄奴、茯苓、白芍各 60 克,龙眼肉 20克,桑枝 300 克,陈皮油 1.5 毫升,糖适量。【制法】膏滋。先将生晒参加水煎煮 3 次,取参汁备用。余药除陈皮油及糖外,加水煎煮2 次,滤汁去渣,合并滤液,加热浓缩成清膏,然后,加入适量糖及参汁,搅匀,浓缩,再加入陈皮油,搅匀,即得。收贮备用。【用法】每次 9～15 克,每日早、晚空腹以温开水化服。【功能】健脾补肺、益肾养肝。【主治】头晕目眩,神疲乏力,气短纳少,耳鸣健忘,腰膝酸软,肢体麻木,舌淡苔薄,脉沉细者。【附记】引自《上海市药品标准》。屡用效佳。本方对肺脾气虚、肝肾不足所致的气短自汗、眩晕神疲而兼健忘者,颇为适用。凡病证属实、属热者忌用。

15. 宁 志 膏

【组成】酸枣仁 30 克,人参 30 克,朱砂(研细,水飞)15 克,乳香(细研)0.3 克。【制法】膏滋。上药共研为细末,加入适量炼蜜,制成膏剂。收贮备用。【用法】每次 10 克(1 匙),每日 2 次,温酒或红枣汤化开,睡前空腹服下。【功能】养心、安神、益智。【主治】心气虚耗,症见神不守舍,恐怖惊惕,恍惚健忘,临卧不安等。【附记】引自宋代陈师文《太平惠民和剂局方》。屡用效佳。并云:"本方治心脏亏虚,神志不宁,恐怖惊惕常多恍惚,易于健忘,临卧不宁,梦涉危险,一切心疾,并皆治之。"可见凡一切心气不足、心脾亏虚、胆气怯弱所致病症,皆可用之,不失为具有广泛适应证的神经系统镇静剂。本方朱砂用量较重,不宜常服久服。

16. 远 志 蜜 膏

【组成】远志 60 克,蜂蜜 250 克。【制法】膏滋。取远志置锅内,加水适量,煎煮 3 次,滤汁去渣,合并滤液,文火浓缩,适时加入蜂蜜,收水成膏,备用。【用法】每次 1 小勺(为 10～15 克),每日 3次,温开水化服,服完为止。【功能】祛痰解郁、安神益智。【主治】因痰湿体质而见惊悸,健忘,梦遗,失眠,以及老人耳目失聪,记忆力下降等。本方仅适用于痰湿偏盛者,如属阴虚体质或病证属阴虚火旺者,均应慎用。【附记】引自《中医心理学》陈治民方。屡用效佳。若能从中年起,每到春分、秋分、冬至、夏至气候交换的季节,服一料远志蜜膏,能收到良好的远期效果,使其在70多岁时仍保持较好的记忆和思维能力。

17. 更 年 乐 膏

【组成】淫羊藿、制首乌、熟地黄、首乌藤、核桃仁、川续断、桑椹子、补骨脂、当归、白芍、人参、菟丝子、牛膝、鹿茸、车前子、知母、牡蛎、黄柏、甘草。【制法】膏滋。上药加水煎煮3次,滤汁去渣,合并滤液,文火浓缩成清膏,再加蜂蜜适量收膏即成。瓶装备用。【用法】每次10~15克,每日2次,空腹温开水化服。【功能】养肝益肾、补血填精、宁心安神。【主治】更年期肝肾亏虚、阴阳失调而致的耳鸣健忘,腰膝酸软,自汗盗汗,失眠多梦,五心烦热而畏寒肢冷,咽干唇燥,舌淡苔少,脉沉细数。无论男女,中老年而见耳鸣健忘、腰膝酸软、失眠多梦者,均可服用。【附记】引自《江苏省药品标准》。屡用效佳。痰热内盛者忌用。

18. 抗 衰 灵 膏

【组成】黄芪、白术、枸杞、大生地、桑椹、菟丝子、茯神、芡实、麦冬、党参、莲子、黄精、山萸肉、首乌、炙甘草、五味子、淮山药、玉竹、丹参、黑豆、乌梅、熟地黄。【制法】膏滋。上药加水煎煮3次,滤汁去渣,合并滤液,文火浓缩成清膏,再加蜂蜜适量收膏即成。分装备用。【用法】每次10克,每日早、晚各服1次,空腹温开水化服。【功能】补益五脏、益智延年。【主治】老年体弱或中年早衰而见头晕眼花,腰腿酸软,步履艰难,神疲乏力,形体枯槁,失眠健忘,耳聋便结,舌质红少津,脉沉细或虚劳心悸失眠,头晕眼花,记忆力减退,精神疲惫。【附记】引自《北京市药品标准》。屡用效佳。本方还可作为中老年脑力劳动者的调补品,常服之既能延年益寿,还能防治老年痴呆,提高智力。凡痰热内盛者忌服,感冒时暂停服。

19. 健身长春膏

【组成】红参 5 克,黄芪(蜜炙)、茯苓、白术(麸炒)、白芍(麸炒)、桑椹子、陈皮各 20 克,甘草(蜜炙)、川芎各 10 克,熟地黄、当归(酒洗)、枸杞子、首乌(制)、女贞子(制)各 30 克,半夏(制)15克,糖适量。【制法】膏滋。先取红参加水煎煮 2 次,滤取汁备用。再将参渣与其余药一起,加水煎煮 2 次,滤汁澄清,加入备用参汁,文火浓缩成清膏,再加入适量糖,滤过,浓缩即成。瓶装备用。【用法】每次 1 汤匙(约 10 克),每日 2 次,空腹温开水冲服。【功能】补益气血、滋养肝肾、养心安神。【主治】头晕眼花,耳鸣心悸,气短懒言,失眠多梦,健忘迷惑,不耐思考,神疲倦怠,面色不华,食少便溏,舌淡红,脉细弱。【附记】引自《上海市药品标准》。屡用效佳。

20. 人参延寿晶

【组成】人参 10 克,何首乌 215 克,蔗糖 490 克,糊精 320 克。【制法】冲剂。先将人参粉碎成细粉,何首乌用 60%乙醇回流提取清液,浓缩成稠膏状,加入人参粉、蔗糖、糊精,制成颗粒,干燥后即可。收贮备用。【用法】每次 10 克,每日 3 次,白开水冲服。【功能】滋补气血、安神益心。【主治】神疲乏力,心悸气促,失眠健忘,眩晕耳鸣,面色萎黄,脉细弱。【附记】引自《安徽省药品标准》。屡用效佳。本方对于心肝肾失养、气血两虚之失眠、健忘等,有较好的治疗作用。有内热实火者忌用,糖尿病患者不宜服用。

21. 安 神 煎

【组成】炒陈皮、莲子心、胆星、石菖蒲各 6 克,郁金 10 克,朱茯神、酸枣仁各 15 克,龙齿 20 克,炙甘草 5 克,麦芽 30 克,大枣 10枚,黄金首饰 6～10 克。【制法】糖浆。黄金首饰穿线,缚紧,置砂锅内,加水 1000 毫升,煮沸后文火续煎 1 小时。其余诸药放入水中搅拌,浸泡,文火煎煮,沸后再煎煮20分钟,水量少时可略加,浓缩至200毫升备用。【用法】于临睡前1次顿服(温服)。【功能】燥湿化痰、清心安神。【主治】痰湿内停,症见失眠,健忘,头昏脑胀,胸闷不舒,不思进食。【加减】如舌质红、口干者,去陈皮,加天冬、麦冬各12克,何首乌12克。【附记】引自《集验中成药》。屡用效佳。内无痰湿者慎用。

22. 阿胶益寿晶

【组成】人参、木香、甘草各30克,黄芪(蜜炙)300克,熟地黄、何首乌(制)各150克,阿胶75克,陈皮60克,蔗糖适量。【制法】冲剂。上药除阿胶外,余药加水煎煮3次,滤汁去渣,合并滤液,加入阿胶,熬作清膏,再加6倍量的蔗糖,浓缩成稠膏,干燥,制成晶粒,干燥,即得。收贮备用。【用法】每次10克,每日3次,空腹白开水冲服。【功能】补气益气、调养心脾。【主治】面色苍白,神疲乏力,呼吸气短,头晕眼花,失眠健忘,手足麻木,爪甲色淡,月经量少,色淡质稀,舌质淡,脉细弱。【附记】引自《山东省药品标准》。屡用效佳。同时,若常服自能益寿延年。

23. 解郁安神冲剂

【组成】柴胡、石菖蒲、远志(制)、栀子(炒)、胆南星、郁金各40克,半夏(制)、白术(炒)、当归、大枣、甘草(炙)各30克,浮小麦、生龙齿、百合各100克,酸枣仁(炒)、茯苓各50克,蔗糖适量。【制法】冲剂。上药除蔗糖外,余药加水煎煮3次,滤汁去渣,合并滤液,加热浓缩至干,粉碎,再加入蔗糖适量,拌匀,按湿法制成颗粒,干燥后即得,分装备用。【用法】每次5克,每日2次,白开水冲服。【功能】舒肝解郁、健脾和胃、安神定志。【主治】失眠多梦,健忘,伴有胸胁胀痛,郁郁寡欢,烦躁焦虑,自汗,嗳气吞酸,口苦,神疲纳少,舌淡红,苔白,脉弦。【附记】引自《卫生部药品标准》。屡用效佳。本方适宜于情志不舒,肝郁气滞,肝气犯脾,痰湿内生,郁火痰热上扰神明而致的失眠健忘者服用,效佳。阴虚火旺者不宜服用。

24. 孔圣枕中丹

【组成】龟甲、龙骨各 120 克,远志、石菖蒲各 60 克。【制法】散剂。上药共研极细末,和匀过筛,贮瓶备用。【用法】每次 3 克,每日 3 次,用温酒调服。【功能】补肾滋阴、安神益智。【主治】心肾阴亏,痰火内扰,症见迷惑健忘,失眠多梦,头目眩晕,舌红、苔薄白,脉沉细而弦。【附记】引自唐代孙思邈《千金要方》。屡用神效。常服令人大聪,聪明开而记忆强。凡脾胃虚弱、食少便溏者慎服。

25. 四 扇 散

【组成】松脂(先依法炼极白而味甘)、干姜(白实者)、云母(先依法制成细粉)、泽泻、熟地黄、白术、桂心、菖蒲(1 寸九节新好者)各 300 克。【制法】散剂。上药共捣研为细粉,混合均匀,过筛后,以蜡纸数层作囊盛之,置于新瓷器中,备用。【用法】每次 6 克,每日 1 次,于清晨以温酒送服。【功能】温中健脾、补肾填精、开窍益智。【主治】健忘多梦、精神不振、腰膝酸软、脘腹冷痛等脾肾不足病症。【附记】引自宋代《太平圣惠方》。屡用神效。凡阴血亏虚、内有郁热者忌服。

26. 北平太守八味散

【组成】天冬 12 克,干地黄 9 克,桂心、茯苓各 20 克,菖蒲、五味子、远志、石韦各 6 克。【制法】散剂。上药共研为极细末,混合均匀,过筛后,贮瓶备用。【用法】每次 3 克,每日 2 次,于饭后温开水或温酒调服。【功能】补肾益精、开心益智。【主治】思虑过度,未老先衰,神疲乏力,记忆力减退,遇事善忘等。【附记】引自唐代孙思邈《千金要方》。屡用神效。本方药性平和,不温不燥,不寒不腻,可以久服,其强身益智、抗衰防老之效显著。

27. 苁 蓉 散

【组成】肉苁蓉、川续断各15克,菖蒲、远志各9克,茯苓12克。【制法】散剂。上药共研极细末,和匀过筛,贮瓶备用。【用法】每次6克,每日2次,空腹温开水送服。【功能】补肾益精、益志强脑。【主治】肾精亏虚,脑失所养,症见记忆力减退,遇事善忘,失眠多梦,舌淡苔白,脉沉细等。【附记】引自唐代孙思邈《千金要方》。屡用神效。常服之令人至老不忘,效佳。

28. 养命开心益智散

【组成】干地黄、人参、茯苓各60克,肉苁蓉、远志、菟丝子各90克,蛇床子30克。【制法】散剂。上药共研极细末,和匀过筛,贮瓶备用。【用法】每次3克,每日2次,温开水送服。【功能】补肾养心、益智强记。【主治】腰膝酸软,神疲乏力,头晕目眩,耳鸣健忘等。【附记】引自唐代孙思邈《千金要方》。屡用神效。一般的神经衰弱、健忘心悸,单用远志研粉,以米汤冲服,也有效验。

29. 镇心省睡益智散

【组成】远志15克,益智仁12克,菖蒲12克。【制法】散剂。上药共研极细末,和匀过筛,贮瓶备用。【用法】每次3克,每日2次,温开水送服。【功能】养心安神、通窍益智。【主治】由各种原因引起的智力低下,注意力不集中,嗜睡头昏,精神疲惫,记忆力减退。心肾不足、内有痰浊者尤宜。【附记】引自唐代孙思邈《千金翼方》。屡用神效。内有蕴热者慎用。

30. 壮肾安神片

【组成】牛(羊)鞭2000克,牛(羊)睾丸1000克,熟地黄200克,淫羊藿、茯苓、泽泻各60克,龙骨、山药、楮实子各100克,砂糖1300克。【制法】片剂。将上药压制成片剂。每片重0.3克。分装备用。【用法】成人每次 3～5 片,小儿减半,每日 3 次,空腹温开水送服。【功能】补肾益精、宁心安神。【主治】头中空痛,健忘神乏,腰膝酸软,遗精阳痿,舌质淡红,苔薄白,脉沉细。【附记】引自《黑龙江省药品标准》。屡用效佳。本方对肾精亏损而见眩晕健忘、遗精阳痿颇为适宜。阴虚阳亢者忌用。

31. 安神健脑片

【组成】首乌藤、鸡血藤各 695 克,桑椹、岗稔子各 500 克,钩藤、金樱子各 334 克,旱莲草 278 克,五味子 56 克。【制法】片剂。先取旱莲草 100 克,碎成细粉,过筛备用。其余药物加水煎煮 2 次,滤取煎液,浓缩成稠膏,与旱莲草粉混匀,制成颗粒,干燥,压制成 1000 片,包糖衣即得。分装备用。【用法】每次 5 片,每日 3 次,饭后温开水送服。【功能】养血安神、补肾固精。【主治】失眠多梦,头晕耳鸣,神疲健忘,腰膝酸软,遗精早泄,舌淡红,苔薄,脉弦细或沉细。【附记】引自《广东省药品标准》。屡用效佳。本方对高血压、脑动脉硬化、贫血、更年期综合征及神经衰弱患者,凡有失眠多梦、眩晕健忘、遗精、神疲症状者,均可服用,而且有较好的防治作用。

32. 更 年 安 片

【组成】生地黄、熟地黄、麦冬、泽泻、五味子、何首乌(制)各 350 克,茯苓、仙茅、磁石(煅)、珍珠母、夜交藤、浮小麦、钩藤各 700 克,玄参 70 克,牡丹皮 250 克,60%乙醇适量。【制法】片剂。先将磁石、珍珠母、浮小麦分别粉碎成极细粉,茯苓、生地黄、熟地黄、玄参、仙茅、麦冬加水煎煮 2 次,合并滤液,浓缩成膏,余药用 60%乙醇渗漉,收集漉液,回收乙醇,浓缩成膏。然后将粉末、浓缩膏混合均匀,制成颗粒,干燥,整粒,压片,每片重 0.3 克,包糖衣即得。分装备用。【用法】每次 6 片,每日 3 次,空腹温开水送服。【功能】滋阴清热、安神除烦。【主治】五心烦热,面部潮红,盗汗自汗,腰膝酸软,心悸少寐,耳鸣健忘,舌红少苔,脉沉细尺弱。颇适宜于中老年阴虚阳亢而见烦热健忘者服用。【附记】引自《吉林省药品标准》。屡用效佳。本方又是治疗更年期综合征的有效方剂。

33. 灵芝北芪片

【组成】灵芝膏粉 65 克,黄芪膏粉 200 克,辅料适量。【制法】片剂。将上药混合,加适量辅料混匀,制粒,干燥,压制成片,包糖衣即得。分装备用。【用法】每次 4 片,每日 3 次,空腹温开水送服。【功能】养心安神、健脾益气。【主治】健忘迷惑,不寐心悸,神疲倦怠,不耐思考,面色不华,食欲缺乏,苔薄白,舌淡红,脉细弱。【附记】引自《黑龙江省药品标准》。屡用效佳。凡病证属实、属热者忌服。据《太平圣惠方》云:单取灵芝晒干,捣为细末,蒸 2 小时后再晒干,复捣多次,炼蜜为丸,每天早、晚用温酒送下 3 克。服10 日就能头脑轻灵,动作轻捷,服 20 日,一切旧有宿疾也可祛除。

34. 首乌强身片

【组成】制首乌 409 克,生地黄 23 克,杜仲叶(盐水炒)、淮牛膝(炒)、桑叶各 40 克,女贞子(蒸)182 克,桑椹子、覆盆子、豨莶草各91 克,金樱子 68 克,墨旱莲 273 克,糊精适量。【制法】片剂。先将首乌适量粉碎,筛取细粉 220 克备用。再把剩余的首乌与其余药物,加水煎煮 2 次,第一次 3 小时,第二次 2 小时,煎液静置,滤过,合并滤液,浓缩至稠膏状,加入糊精适量,与备用的首乌粉末拌匀,干燥,制成颗粒,干燥,整粒,压片,每片重 0.5 克,分装备用。【用法】每次 3 片,每日 3 次,空腹温开水送服。【功能】滋补肝肾、益智强身。【主治】肾精虚衰,腰膝酸软,头晕目弦,记忆力减退,盗汗遗精,须发早白,夜尿频多,舌红苔少,脉弦细。【附记】引自《浙江省药品标准》。屡用效佳。凡病证属实、属热者忌服。

35. 健脑灵片

【组成】酸枣仁(炒)、五味子各 240 克,熟地黄、当归、白芍(土炒)、柏子仁(制霜)各 80 克,肉苁蓉、茯苓各 40 克,鹿茸(去毛)3 克,川芎(炒)、甘草各 20 克,人参 10 克,糖适量。

【制法】片剂。先将人参、鹿茸、白芍、当归粉碎成细粉,余药加水煎煮 3 次,滤汁去渣,合并滤液,文火浓缩至稠,调入细粉,然后,加糖适量,和匀,制成颗粒,压片,每片重 0.26 克,分装备用。【用法】每次 4～5 片,每日 3 次,空腹温开水送服。【功能】益精健脑、镇静安神。【主治】头晕头痛,失眠健忘,腰膝酸痛,梦遗耳鸣,尿频,舌质红,脉弦细。肝肾阴虚、肾精亏损所致头晕、失眠、健忘者,服用尤为适宜。【附记】引自《河南省药品标准》。屡用效佳。

36. 益神宁片

【组成】人参叶总皂苷 110 克,合欢藤 1000 克,五味子 500 克,灵芝 500 克,75％乙醇,淀粉适量。【制法】片剂。取五味子粉碎,用 75％乙醇回流提取滤液,回收乙醇,并浓缩至稠膏。将合欢藤、灵芝加水煎煮 2 次,滤汁去渣,合并滤液,加热浓缩至稠。再将所有稠膏混合,制成干膏,粉碎成细粉,加入人参叶总皂苷及适量淀粉,和匀,制成颗粒,压片,每片重 0.3 克,包糖衣即得。分装备用。【用法】每次 5 片,每日 3 次,饭后温开水送服。【功能】益气养血、健脑益智、解郁安神。【主治】失眠健忘,记忆力减退,神志恍惚,神疲乏力,腰膝酸软,舌淡少苔,脉细无力。【附记】引自《辽宁省药品标准》。屡用效佳。本方药性平和,便于常服,可作为脑力劳动者健脑之用。

37. 七 仙 丹

【组成】何首乌(九蒸九晒)120 克,人参、干地黄、熟地黄、麦冬、天冬、白茯苓、茴香(炒)各 60 克,炼蜜适量。【制法】蜜丸。上药共研细末,和匀过筛,加炼蜜适量合为细丸。分装备用。【用法】每次 6 克,每日 2 次,空腹用酒或淡盐水送服。【功能】补心益肾、健脑益智。【主治】肾精亏虚、心血不足所致精神疲乏,腰膝酸软,头晕失眠,记忆力减退,遇事善忘等。【附记】引自朝鲜许浚《东医宝鉴》。屡用效佳。凡痰热内盛者忌服。

38. 七味都气丸

【组成】熟地黄 1000 克,山茱萸、山药(微焙)各 50 克,茯苓(去皮)、牡丹皮、泽泻(去毛)各 40 克,五味子 30 克,炼蜜适量。【制法】蜜丸。上药共研为细末,和匀过筛,加炼蜜适量,和为细丸。分装备用。【用法】每次 9 克,每日 3 次,饭后温开水或淡盐开水送服。小儿酌减。【功能】滋肾纳气、涩精益智。【主治】由肾阴不足所致的虚咳气喘,遗精,小便频数,心悸健忘,心烦少寐,寐则梦遗,腰酸膝软,耳鸣眩晕,烦热口干,舌质红,脉细数。【附记】引自清代《医宗己任编》。屡用神效。凡眩晕健忘兼见心烦少寐、遗精尿频、虚喘虚咳者,可首先服用本方。

39. 三因远志丸

【组成】远志(去心,炒)、山药(炒)、熟地黄、天冬(去心)、龙齿(水飞)各 180 克,麦冬(去心)、五味子、车前子(炒)、茯苓、茯神(去木)、地骨皮、桂心各 150 克,炼蜜适量。【制法】蜜丸。上药各依法炮制,共研为细末,和匀过筛,加炼蜜适量,和丸如梧桐子大,分装备用。【用法】每次 30 丸,每日 2 次,空腹以酒或米汤送服。【功能】镇惊安神、补养心肾。【主治】心肾不足,惊悸,健忘,梦寐不安,遗精,面色少华,足膝酸痛,对健忘兼见惊悸夜寐不安者尤宜。【附记】引自元代陈言《三因极一病证方》。屡用神效。痰热内盛者慎用。

40. 大茯苓丸

【组成】白茯苓(去黑皮)、茯神、大枣、肉桂各 500 克,人参、白术、远志(去心,炒黄)、细辛(去苗叶)、石菖蒲(九节者米泔水浸 3 日,每日换泔,切,爆)各 36 克,甘草(炙)25 克,干姜 30 克,炼蜜适量。【制法】蜜丸。上药共研为细末,和匀,过筛后,贮瓶备用。【用法】每次 3 克,每日 2 次,饭后温开水送服。【功能】补脾益气、养心益智。【主治】心脾不足,症见精神萎靡不振、眩晕健忘、心悸不宁等。【附记】引自宋代《圣济总录》。屡用神效。本方对阳虚体质,以及心脾不足之心悸健忘者尤为适宜。

41. 小 丹

【组成】熟地黄、肉苁蓉(酒浸)各 180 克,五味子、菟丝子(酒浸)各 150 克,远志(去心,炒黄)、白茯苓各 120 克,柏子仁(另研)、天冬(去心)、蛇床子(炒)、覆盆子、巴戟天(去心)、石斛各 90 克,续断、泽泻、人参、山药、山茱萸、菖蒲、桂心、杜仲(锉,炒断丝)各 60 克,天雄(炮去皮脐)、钟乳粉各 30 克,炼蜜适量。【制法】蜜丸。上药共研为细末,和匀过筛后,加炼蜜适量,和丸如梧桐子大。分装备用。【用法】每次 30～50 丸,每日 1 次,食前用温酒或温开水送服。【功能】补肾壮阳、填精补髓、醒神益智。【主治】阴阳俱虚而见健忘失志,耳鸣头晕,腰脊酸痛,足膝酸软等。【附记】引自元代陈言《三因极一病证方》。屡用神效。阴虚火旺者忌用。

42. 归 肾 丸

【组成】熟地黄 250 克,山药、山茱萸、茯苓、枸杞子、杜仲(盐水炒)、菟丝子(制)各 120 克,当归 90 克,炼蜜适量。【制法】蜜丸。上药除熟地黄外,余药共研为细末,和匀备用。另取熟地黄置锅内,加水煎煮 2 次,然后将两次煎汁混合,用文火浓缩,而后加入用细粉及炼蜜适量和丸如梧桐子大,贮瓶备用。【用法】每次 9 克,每日 3 次,空腹淡盐开水送服。【功能】补肝肾、填精血、益智。【主治】精神萎靡,腰膝酸软,耳鸣目糊,眩晕健忘,夜寐多梦,烦热盗汗,口燥咽干,舌红少苔,脉细数等。【附记】引自明代张介宾《景岳全书》。本方对因肝肾亏损而引起的眩晕健忘颇为适宜,用之效佳。凡脾虚之腹泻便溏及痰热内蕴者慎用。

43. 仙茅丸

【组成】仙茅、茯苓、山药、石菖蒲各 50 克,酒、枣肉适量。【制法】枣肉丸。上药用酒拌匀,置饭上蒸,蒸至饭熟为度,取出晒干,研为细末,再用枣肉适量和为细丸。贮瓶备用。【用法】每次 9 克,每日早、晚各服 1 次,温开水或酒送服。【功能】补肾养心、健脾益智。【主治】形寒怕冷,腰膝酸软,头晕健忘,阳痿精冷,小便清长等。尤以心肾阳衰、脾运无力而致头晕健忘者为宜。【附记】引自宋代朱佐《类编朱氏集验医方》。屡用神效。久服还可延年益寿。凡阴虚津亏及阴虚内热者不宜服用。

44. 朱雀丸

【组成】沉香 30 克,茯神 120 克,人参 60 克,炼蜜适量。【制法】蜜丸。上药共研为细末,和匀过筛,加炼蜜适量,混合均匀,和为细丸,贮瓶备用。【用法】每次 30 丸,每日 2 次,饭后温开水送服。【功能】交通心肾、安神强记。【主治】心气不足,肾气不纳,症见神疲气短,胸闷心悸,耳鸣健忘,夜寐多梦,舌质淡,脉虚数者。【附记】引自清代林佩琴《类证治裁》。本方药虽仅 3 味,但各尽其妙,为治疗心气不足、肾气不纳之健忘的要方,屡用神效。凡水亏火旺者慎用。

45. 延龄丸

【组成】黑芝麻、补骨脂、牛膝、菊花、天冬、菟丝子、枸杞子、人参、肉苁蓉、茯苓、巴戟天、酸枣仁、柏子仁、山药、覆盆子、五味子、楮实子、天雄、肉桂、地黄、胡桃各等分,枣肉适量。【制法】枣肉丸。上药共研为细末,和匀过筛后,加枣肉适量,研制为细丸,贮瓶备用。【用法】每次 6 克,每日 2 次,空腹温酒送服。【功能】填精补髓、安神养心。【主治】肝肾不足,精血亏损,症见神疲乏力,腰膝酸软,头晕目糊,耳鸣健忘,心悸不宁,失眠多梦,咽干口燥,盗汗遗精等症。【附记】引自清代《杨氏家传方》。常服本方,可臻高寿,且能精力充沛,脑力不衰。凡阴虚火旺者忌服。

46. 交 感 丹

【组成】茯神 120 克,香附 500 克,炼蜜适量。【制法】蜜丸。将香附去毛,用新米泔水浸一夜后晒干,炒去黄色,与茯神共研为细末,加炼蜜适量,混合均匀,和为细丸,贮瓶备用。【用法】每次 6 克,每日 1 次,用降气汤送服。降气汤制法:取茯神 60 克,香附(制如上法)160 克,炙甘草 45 克,共研为细末,备用。每取 6 克,温开水冲化即成。【功能】交济心肾、益智延年。【主治】久坐劳思,情志怫郁,心神不舒,胸闷不畅,饮食少思,心灰意冷,注意力不集中,记忆力下降,面黄形瘦等。【附记】引自清代《瑞竹堂经验方》。服用交感丹,其妙无穷,有不可殚述之功,其效甚著。凡阴津亏损、阴虚火旺者不宜服用。

47. 庆 世 丹

【组成】枸杞、首乌、生地、肉苁蓉、覆盆子、地骨皮、菟丝子、川续断、白术、牛膝、远志、巴戟天、菊花、菖蒲、车前子、细辛各等分,炼蜜适量。【制法】蜜丸。上药共研为细末,和匀过筛后,加炼蜜适量,混合均匀,和为小丸,贮瓶备用。【用法】每次 6 克,每日 2 次,空腹温酒送服。【功能】补益肝肾、开窍益智、聪耳明目。【主治】肝肾亏虚兼有湿邪阻滞而引起的眩晕,目糊,耳鸣,记忆力减退,不耐思考,腰膝酸软,舌淡苔白,脉沉迟细等。【附记】引自宋代朱橚《普济方》。临床屡用,颇有神益。痰热内盛者慎用。

48. 壮 元 丹

【组成】远志(姜制)、龙眼肉、生地黄、干地黄(酒洗)、元参、朱砂、石菖蒲各10克,人参、白茯神、当归(酒洗)、酸枣仁(炒)、麦冬、柏子仁(去油)各6克,猪心血适量。【制法】猪血丸。上药共研为细末,以猪心血和丸,如绿豆大,以金箔为衣,贮瓶备用。【用法】每次3克,每日3次,以米饮送服。【功能】清心镇静、养心安神。【主治】心阴不足、心火妄动所引起的不寐头晕,心悸,健忘等症。【附记】引自朝鲜许浚《东医宝鉴》。屡用神验,同时应与心理疗法相配合,可提高疗效。外感邪实者慎用。

49. 寿 桃 丸

【组成】益智仁、大生地、天冬、人参、当归、核桃肉各等分,炼蜜适量。【制法】蜜丸。先将人参研为细末,再把其他药物轧为细粉,混合均匀,炼蜜为丸如梧桐子大,贮瓶备用。【用法】每次6克,每日早、晚各服1次,空腹以温开水送服。【功能】补肾益精、补气养血、健脑益智。【主治】气血亏虚而致智力减退者。【附记】引自《抗衰老中药学》。本方对增强记忆效果亦佳。

50. 寿 星 丸

【组成】姜远志、人参、黄芪、白术各30克,当归、生地黄、白芍、茯苓各18克,陈皮、肉桂、胆南星、琥珀、五味子各9克,朱砂、甘草各3克及猪心血、生姜汁适量。【制法】姜汁丸。上药除朱砂外,共研细末,和匀过筛后,用猪心血、姜汁糊丸,如梧桐子大,朱砂为衣。贮瓶备用。【用法】每次3克,每日2次,饭后温开水送服。【功能】化痰开窍、养心益智。【主治】喜忘前后,言谈不知首尾,语言迟缓,神思恍惚,表情呆钝,舌苔白腻,脉多滑等。【附记】引自清代徐洄溪《杂病源流犀烛》。屡用神效。本方对痰浊痹阻所引起的健忘病症,有较好的治疗作用。阴虚火旺者慎用。

51. 坎 离 丸

【组成】生地黄、熟地黄各 60 克,天冬、麦冬、知母、黄柏、山茱萸、枸杞子、当归、山药、五味子、茯神、远志、柏子仁、酸枣仁各 30 克,人参、龙骨、龟甲、菖蒲各 15 克,炼蜜适量。【制法】蜜丸。上药共研为细末,和匀过筛后,加炼蜜适量,混合均匀,和为细丸,贮瓶备用。【用法】每次 6 克,每日 2 次,空腹以温开水送服。【功能】滋肾养肝、养心益智。【主治】心悸怔忡,健忘失眠、精神倦怠、寡欢少乐,心中痞闷,头晕耳鸣,不耐思考等。【附记】引自明代龚廷贤《寿世保元》。屡用神效。本方具很强滋肾养心作用,适宜于心肾不足之健忘失眠者服用。湿热内盛者不宜服用。

52. 还元秋石丸

【组成】秋石、白茯苓各 500 克,天冬、麦冬、生地黄、熟地黄、人参、地骨皮、人乳粉各 120 克,炼蜜适量。【制法】蜜丸。上药共研为细末,和匀过筛后,加炼蜜适量,和为细丸,贮瓶备用。【用法】每次 6 克,每日 2 次,空腹以温开水或温酒送服。【功能】滋养心肾、健脑益智。【主治】骨蒸劳热,咳嗽少痰,咽喉干痛,眩晕健忘,腰膝酸软,寐差梦遗,小便频数等。尤以心肾两亏、精血不足而致的健忘遗精,兼见骨蒸劳热者,较为适宜。【附记】引自清代《医学入门》。屡用神效。凡脾胃虚弱、阳虚内寒、痰湿内盛者,不宜使用。

53. 还 少 丹

【组成】淮山药、牛膝(酒浸 1 夜,焙干)各 45 克,白茯苓(去皮)、山茱萸、楮实、杜仲(去粗末,生姜汁和酒炙令香热)、五味子、巴戟天、肉苁蓉(酒浸一夜,切,焙干)、远志(去心)、茴香各 30 克,石菖蒲、熟干地黄(洗、焙)、枸杞子各 15 克,炼蜜适量。【制法】蜜丸。上药各依法炮制后,共研为细末,和匀过筛后,加炼蜜适量,入蒸熟去皮核的枣肉和匀,制丸如梧桐子大。收贮备用。【用法】每次 50 丸,每日 3 次,空腹以温酒或淡盐开水送服。【功能】补肾益脾、养神强志。【主治】脾肾虚寒,症见形寒怕冷,神疲乏力,腰膝酸软,耳聋健忘,心悸怔忡,饮食少思,须发早白,牙齿动摇等病症。【附记】引自清代《杨氏家藏方》。屡用神效。本方补肾益脾,力补二天(肾为先天之本和脾为后天之本),脾肾得补,二本健旺,则老可还少,耳目复聪,智力得以改善,思考力、记忆力可望如少年时,故名还少丹,其效甚著。本方性偏温热,凡阴偏虚或阴虚火旺者不宜服用。

54. 还少乳乌丹

【组成】何首乌(人乳浸过,晒干)60 克,枸杞子、牛膝(酒浸)、茯苓、黄精、桑椹子、天冬(去心)、麦冬(去心)、熟地黄(酒浸)各 30 克,生地黄(酒浸,晒干)120 克,炼蜜适量。【制法】蜜丸。上药共研为细末,和匀过筛后,加炼蜜适量,混合均匀,和为细丸,贮瓶备用。【用法】每次 6 克,每日 3 次,空腹温开水或淡盐开水送服。【功能】滋养精血、益智安神。【主治】眩晕健忘、失眠多梦、盗汗遗精、口干咽燥、大便干燥等。【附记】引自清代《摄生众妙方》。屡用神效。本方为补益佳品,若坚持服用,必会收到良好的益智效用。痰热内盛者慎用。

55. 扶桑延年不老丹

【组成】胡麻、柏子仁、枸杞子、山茱萸、蛇床子、何首乌各 500 克,破故纸、川椒、冬青子各 250 克,巴戟天 125 克,桑叶 5000 克,金樱子膏 7500 克,白蜜 10000 克。【制法】蜜丸。上药除 2 味药外,余药先共研为极细末,和匀,再加入金樱子膏和白蜜,同炼至滴水成珠,制为细丸,贮瓶备用。【用法】每次 6 克,每日 2 次,清晨及晚上临睡时,用淡盐开水送服。【功能】滋肾填精、健脑补髓、养心安神。【主治】心肾两虚,头昏目眩,失眠健忘,腰膝酸软等。【附记】引自清代《集验良方》。屡用神效。本方有较强的健身益智作用。原书称："久服养心血,健脾胃,理气和中,宽胸益志,滋清补髓,明目乌须,壮阳固齿,通五脏,杀九虫,益六神,去百病,有延年益寿之功。"痰热内盛或寒湿困脾者,不宜服用。

56. 育 坤 丸

【组成】熟地黄、菟丝子、地骨皮、枸杞子、黄精、牛膝、当归、远志、酸枣仁、枳壳各等分,炼蜜适量。【制法】蜜丸。上药共研为细末,和匀过筛后,加炼蜜适量,混合均匀,和为细丸,贮瓶备用。【用法】每次 6 克,每日 3 次,于饭前以温开水或温酒送服。【功能】补肝肾、益智力。【主治】由肝肾亏虚引起的形体消瘦,头晕耳鸣,失眠健忘,心神不宁,腰膝酸软,精神不振,舌红少苔,脉细无力等。【附记】引自宋代朱橚《普济方》。本方催眠增忆确具神效。湿热内盛者慎用。

57. 补 肾 丸

【组成】何首乌、巴戟天、芡实、党参、山药、狗脊、枸杞子、天花粉、熟地黄、当归、菟丝子、淮牛膝、泽泻、杜仲、肉苁蓉、白术、甘草、韭子、远志。【制法】蜜丸。上药共研为细末,和匀过筛后,以等量之炼蜜混合均匀,和为大蜜丸,每丸重 9 克,分装备用。【用法】每次 1 丸,每日 2 次,空腹温开水送服。【功能】补肾、益精。【主治】头晕目眩,耳鸣耳聋,健忘失眠,腰膝酸软,神疲乏力,阳痿遗精,脉沉细无力。尤以由肾精亏虚引起的眩晕健忘,阳痿遗精者为宜。【附记】引自《山东省药品标准》。屡用效佳。阴虚火旺者忌用。

58. 补肾养血丸

【组成】何首乌 80 克,黑豆 40 克,茯苓、当归、牛膝(盐制)、菟丝子、枸杞子各 20 克,补骨脂(盐制)10 克,炼蜜适量。【制法】蜜丸。上药共研为细末,每 100 克药粉加炼蜜 110～120 克,混合均匀,制成大蜜丸,每丸重9克。分装备用。【用法】成人每次1丸;儿童7岁以上每次1/2丸,3－7岁每次1/3丸,每日2次,空腹以温开水送服。【功能】补养肝肾、填精益智。【主治】腰膝酸软,精神萎靡,头昏脑空,耳鸣健忘,面色萎黄,舌质淡红,苔薄白,脉沉细无力等。尤以因肝肾精血不足引起的眩晕、头痛、健忘、虚劳等为宜。【附记】引自《广东省药品标准》。屡用效佳。

59. 补肾益脑丸

【组成】鹿茸23克,人参149克,茯苓、山药、麦冬、炒枣仁、当归各143克,熟地黄310克,补骨脂(盐制)、川芎、淮牛膝、玄参、五味子、远志各109克,枸杞子115克,朱砂10克。【制法】药汁丸。上药除朱砂外,当归、麦冬、玄参、远志、牛膝加水煎煮2次,滤汁去渣,合并滤液,加热浓缩,其余药共研为细末,与浓缩液,水泛成丸,如梧桐子大,干燥即得,贮瓶备用。【用法】每次9克,每日3次,空腹用淡盐开水送服。【功能】滋肾生精益脑、益气补血强筋。【主治】面色㿠白,体倦乏力,自汗盗汗,头晕目眩,心跳气短,失眠健忘,腰脊酸痛,梦遗滑精等。【附记】引自《黑龙江省药品标准》。屡用皆验。

60. 补 脑 丸

【组成】酸枣仁(炒)、柏子仁(炒)、当归、枸杞子、五味子、胡桃仁、肉苁蓉、益智仁、龙齿(煅)、琥珀、菖蒲、远志(甘草水制)、天麻、胆南星、天竺黄。【制法】水丸。上药共研为细末,和匀过筛,冷开水泛为丸,如小梧桐子大,贮瓶备用。【用法】成人每次3～6克;儿童7岁以上每次1.5～3克,3－7岁每次1～2克,每日2次,饭后温开水送服。【功能】滋补精血、健脑益智、安神镇惊、化痰息风。【主治】迷惑健忘,记忆力减退,神疲乏力,头晕目眩,心悸失眠,腰膝酸痛等病症。【附记】引自《陕西省药品标准》。本方用于因肾精亏损,兼痰火内盛引起的健忘、失眠、癫痫病症,有较好的治疗作用。

61. 百老天麻丸

【组成】天麻(酒浸 3 日,焙干)、牛膝(酒浸 3 日,焙干)、玄参、萆薢(另研末)各 180 克,当归 600 克,附子(制)120 克,羌活 300 克,熟地黄 500 克,杜仲 210 克,独活 150 克,炼蜜适量。【制法】蜜丸。上药各依法炮制后,共研为细末,和匀,加炼蜜适量,混合均匀,和为小丸。贮瓶备用。【用法】成人每次 6 克,7 岁以上儿童每次 3 克,每日 2 次,饭后以温开水送服。【功能】补益肝肾、养血祛风。【主治】年高力衰,面色苍白,腰膝酸软,耳鸣健忘,头晕目眩,神情呆滞,筋脉拘急,手足麻木者。尤适宜于眩晕健忘兼见手足麻木,乃至半身不遂者。【附记】引自明代张介宾《景岳全书》。屡用神效。

62. 河车大造丸

【组成】紫河车(米泔水洗净,加少量酒捣膏,置洗净新瓦上焙干)1 具,熟地黄(用砂仁末 18 克,茯苓 60 克,绢包黄酒煮 7 次,去茯苓不用)75 克,龟甲(酥炙)60 克,黄柏(盐酒炒)、杜仲(酥炙)各 45 克,人参、牛膝(酒洗)、天冬、麦冬各 36 克。【制法】水丸。上药各依法炮制后,然后共研为细末,和匀,冷开水泛为丸,如小豆大。贮瓶备用。【用法】每次 6 克,每日 2 次,空腹以淡盐开水送服。冬日则用温酒送服。【功能】滋阴益精、填髓益智。【主治】肾精亏虚,髓海不足,症见恍惚善忘,记忆衰退,耳目失聪,少寐头昏,精神萎靡,齿摇发脱,腰膝酸软,须发早白等。也适用于小儿禀赋不足,大脑发育不良、筋骨萎软等症。【附记】引自清代《诸症辨疑》。屡用神效。脾虚湿盛或湿困中焦者忌服。

63. 金匮薯蓣丸

【组成】淮山药 90 克,当归、桂枝、神曲、干地黄、大豆黄卷各

30克,甘草84克,人参、阿胶各21克,川芎、芍药、白术、麦冬、杏仁、防风各18克,柴胡、桔梗、茯苓各15克,干姜9克,白蔹6克,大枣(为膏)100枚,炼蜜适量。【制法】蜜丸。上药共研为细末,和匀过筛后,加炼蜜适量,混合均匀,制为小丸,每丸重3克,分装备用。【用法】成人每次2～3丸,儿童7岁以上用成人1/2量,3－7岁用成人1/3量。每日2次,空腹温开水送服。【功能】益气养血、补虚祛风。【主治】虚劳羸瘦,头目眩晕,心中烦郁,健忘失眠,精神倦怠,骨节腰背烦痛,四肢麻木等。【附记】引自汉代张仲景《金匮要略》。屡用神效。

64. 河间延寿丹

【组成】牛膝(酒浸1夜)、菟丝子(酒浸1夜)、远志(去心)、地骨皮、石菖蒲、甘菊花、熟地黄各等分。【制法】酒丸。上药各依法炮制后,共研为细末,和匀,用浸药之酒熬之面糊为丸,如小豆大。贮瓶备用。【用法】每次6克,每日2次,空腹用温开水送服。【功能】补养肝肾、滋精养血、安神益智。【主治】肝肾偏虚,症见精神困乏,腰膝酸软,头晕目眩,失眠健忘等。【附记】引自金代刘河间《河间穴书》。屡用神效。本方久服可清心益智,和血驻颜,延年益寿。阳虚内寒者慎用。

65. 治健忘丸

【组成】天冬、远志、茯苓、干地黄各等分,炼蜜适量。【制法】蜜丸。上药共研为细末,和匀过筛后,加炼蜜适宜,混合均匀,制成小丸,如梧桐子大。贮瓶备用。【用法】开始每服20丸,渐增至30丸,每日3次,饭后以温开水送服。【功能】补益心肾、强记不忘。【主治】健忘。【附记】引自唐代孙思邈《千金要方》。本方疗效确切,不失为治疗健忘之良方。本方药性平和,适宜于常服久服。

66. 降 心 丹

【组成】熟地黄（净洗、酒浸、蒸、焙干）、天冬（去心）、麦冬（去心）各 90 克，茯苓（去皮）、人参、远志（甘草煮，去芦、骨）、茯神、山药各 60 克，肉桂（去粗皮，不见火）、朱砂（研飞）各 15 克，当归 90 克（去芦，洗，焙），炼蜜适量。【制法】蜜丸。上药各依法炮制后，除朱砂外，共研为细末，和匀过筛，加炼蜜适量，混合均匀，和而为丸，如梧桐子大，以朱砂为衣，贮瓶备用。【用法】每次 30 克，每日 1 次，于睡前人参汤送服。【功能】交通心肾、镇益心神。【主治】心肾不交，症见烦热盗汗，健忘遗精，小便赤白，混浊不清，口干，舌淡红等。【附记】引自宋代陈师文《太平惠民和剂局方》。屡用神效。痰湿内盛者慎用。

67. 参桂鹿茸丸

【组成】人参、肉桂、鹿茸、续断、炙甘草各 30 克，当归、远志、党参、枸杞子、肉苁蓉、白芍（酒炒）、黄芪（炙）、白术（炒）各 60 克，熟地黄 72 克，陈皮、茯苓各 48 克，炼蜜适量。【制法】蜜丸。上药共研为细末，和匀过筛。每 100 克药粉加炼蜜 45 克和适量的水，混合均匀，泛为小丸，干燥，包衣即得。贮瓶备用。【用法】每次 3 克，每日 2 次，空腹以淡盐汤或温开水送服。【功能】补气壮阳、养血益精。【主治】头晕耳鸣，腰膝酸痛，体倦乏力，精神衰败，记忆力减退，心悸气短，阳痿不举等，或由阳痿兼见健忘疲乏者。【附记】引自《浙江省药品标准》。屡用效佳。阴津亏损者慎用，邪气盛实者忌服。

68. 柏子养心丸

【组成】柏子仁 120 克，枸杞子 90 克，熟地黄、玄参各 60 克，麦冬、石菖蒲、当归、茯神各 30 克，炙甘草 15 克，炼蜜适量。【制法】蜜丸。上药共研为细末，和匀过筛后，加炼蜜适量，混合均匀，制成细丸,贮瓶备用。【用法】每次 12 克,每日 2 次(早、晚各 1 次),以灯心汤或龙眼肉汤送服。【功能】养心安神、补肾益志。【主治】阴血亏虚、心肾失调,症见精神恍惚、健忘惊悸,夜寐多梦,遗精益汗等。【附记】引自清代《体仁汇编》。屡用神效。

69. 枸杞子丸

【组成】枸杞子 60 克,熟干地黄、人参(去芦头)、茯神、附子(炮,炙)、覆盆子、五味子、山药、菟丝子(酒浸 3 日,曝干)、肉苁蓉(酒浸 1 夜,刮去皱皮、炙干)、石斛(去苗根,锉)、山茱萸、桂心各 30 克,炼蜜适量。【制法】蜜丸。上药各依法炮制后,共研为细末,和匀过筛后,加炼蜜适量,混合均匀,和丸如梧桐子大,贮瓶备用。【用法】每次 9 克,每日 1 次,空腹用温酒送服。【功能】补虚损、益颜色、强力倍志。【主治】头晕目眩,形瘦神疲,腰膝酸软,失眠健忘,小便频数清长等。【附记】引自宋代《太平圣惠方》。屡用神效。感冒发热及湿热内盛者忌服。

70. 神妙六逸丸

【组成】石菖蒲(九节者)、菟丝子、地骨皮、远志、生干地黄、牛膝各 60 克,炼蜜适量。【制法】蜜丸。先将上药锉碎,然后用酒浸之(春、夏浸 5 日,秋、冬浸 7 日),慢火焙干,共捣为细末,和匀过筛,加炼蜜适量,混合均匀,和为细丸。贮瓶备用。【用法】每次 6 克,每日 2 次,空腹以温酒送服。【功能】滋肾补精、开心益智。【主治】精神衰惫,头晕耳鸣,记忆力减退,不耐思索等病症。【附记】引自清代《洪氏集验方》。屡用神效。阴精亏损者慎用。

71. 珍 珠 丸

【组成】珍珠母(研如粉,同研)5 克,当归(洗去芦,薄切,焙干后称)、熟干地黄(酒浸,九蒸,九曝,焙干)各 45 克,人参(去芦)、酸枣仁(微炒,去皮,研)、柏子仁(研)各 30 克,犀角(水牛角代,研为细末)、茯神(去木)、沉香、龙齿各 15 克,炼蜜适量。【制法】蜜丸。上药各依法炮制后,共研为细末,和匀过筛,加炼蜜适量,和而为丸,如梧桐子大,以朱砂为衣。贮瓶备用。【用法】每次 6 克,每日 2 次(每天下午及晚上临睡前各 1 次),薄荷汤送服。【功能】平肝滋阴、镇心安神。【主治】肝阳偏亢,阴血不足,症见神志不宁,健忘惊悸,头晕目眩,脉弦细等。【附记】引自元代许叔微《普济本事方》。屡用神效。

72. 健 忘 丹

【组成】远志(去心)、石菖蒲(去毛)、酸枣仁(炒)、麦冬(去心)各 30 克,当归(酒洗)、甘草、枸杞子各 60 克,甘菊花、生地黄、人参、黄连各 15 克,朱砂 9 克,炼蜜适量。【制法】蜜丸。上药除朱砂外,各依法炮制后,研为细末,和匀过筛后,加炼蜜适量,混合均匀,和而为小丸,以朱砂为衣。贮瓶备用。【用法】每次 3 克,每日 2 次,饭后用温开水送服。【功能】养心安神、补肾益精。【主治】劳心过度,阴精亏耗,症见惊悸不宁,眩晕健忘,目糊耳鸣,夜寐多梦等。【附记】引自清代《仁术便览》。屡用神效。并谓"治心虚损,遇事多惊,作事善忘,读诵诗书健忘者,尤宜服用"。外感发热及肝胆湿热病证慎用。

73. 健肾地黄丸

【组成】生地黄、熟地黄各 50 克,茯苓、山药、覆盆子、枸杞子各 40 克,五味子(制)、沙苑子(盐水炒)、泽泻各 30 克,菟丝子 100 克,炼蜜适量。【制法】蜜丸。上药共研为细末,和匀过筛,加炼蜜适量,混合均匀,和而为小丸,每 6 粒重 1 克,贮瓶备用。【用法】每次 9 克,每日 3 次,空腹以温开水或淡盐开水送服。【功能】滋补肾水、填精益髓。【主治】头晕耳鸣,精神疲乏,腰膝酸软,遗精健忘,须发早白,小便清长,舌质淡红,脉沉细弱等。对健忘兼见眩晕神疲、阳痿遗精者,颇为适宜。【附记】引自《江苏省药品标准》。屡用效佳。

74. 健 脑 丸

【组成】柏子仁、五味子各 960 克,酸枣仁(生熟各半)2460 克,枸杞子、肉苁蓉(制)各 1280 克,益智仁(盐炒)1200 克,琥珀、九节菖蒲、胆南星、龙齿、天竺黄、远志(制)、朱砂各 640 克,当归 480 克。【制法】水丸。上药除朱砂研成细粉外,其余药共研为细粉,混匀,用凉开水泛丸。每 12.5 克泛成 100 粒,再将糖浆、色素、朱砂的混食浆为衣,干燥即得。贮瓶备用。【用法】每次 3 次,每日 2 次,饭后以温开水送服。【功能】养心安神、益智健脑。【主治】心肾不交、心神不安引起的脑力衰弱,记忆力减退,遇事善忘,虚烦不眠,心悸不宁,头晕耳鸣,口苦咽干,腰膝酸软,梦遗早泄,五心烦热等。对精血不足兼有肝胆火旺,而见健忘不寐、惊悸怔忡者,较为适宜。【附记】引自《辽宁省药品标准》。屡用效佳。

75. 高枕无忧丹

【组成】生地黄、酸枣仁、阿胶、知母、茯苓、茯神各 60 克,鸡子黄 4 枚,琥珀末、黄连、甘草各 10 克,川芎 4.5 克,远志 45 克,猪心血、炼蜜适量。【制法】蜜丸。上药共研极细末,以猪心血和之,加炼蜜适量,混合均匀,和而为丸,朱砂为衣,每丸重 1.5 克,贮瓶备用。【用法】每晚临睡前 2 小时服 3～4 丸,以灯心汤送下。如作汤剂,则以上方剂量的 1/5～1/4,水煎服,每日 1 剂,每日 2 次,下午3～4 时服头煎,晚间临睡前服第二煎。【功能】滋阴清心、宁心安神。【主治】治虚劳,虚烦不得眠,虚阳困扰中宫,心火炎而神不定,而见心烦不寐,头晕,耳鸣,健忘,五心烦热,舌红,脉细数者。【附记】引自《名医治验良方》任达然方。屡用效佳。湿热内蕴者忌用。

76. 益血生丸

【组成】阿胶、龟甲胶、鹿角胶、黄芪、熟地黄、党参、制首乌各等分。【制法】水丸。先将前三胶用黄酒浸泡后隔水炖烊,再将后 4 味药共研为细末,与三胶液混匀,低温烘干,同共研细末水泛为丸,如梧桐子大,每丸重 0.25 克,贮瓶备用。【用法】每次 3~4 克,每日 2 次,空腹以温开水送服。【功能】滋阴填精、益气补血。【主治】面色苍白,唇甲色淡,无华,头目眩晕,失眠健忘,心悸怔忡,疲倦乏力,舌淡苔白,脉细等。【附记】引自《吉林省药品标准》。屡用效佳。本方剂量与制法为笔者临证时拟定,以供临床参用。本方对失血过多或生血不足而致的眩晕健忘有很好的治疗效果。

77. 读 书 丸

【组成】石菖蒲、菟丝子、远志、五味子、生地黄、川芎各 30 克,地骨皮 60 克。【制法】水丸。上药共研细末,和匀过筛,冷开水泛为丸,如梧桐子大,贮瓶备用。【用法】每日 1 次,于睡前温开水送下 70~80 丸。【功能】补肾填精、宁心安神、开窍益智。【主治】头痛头晕,耳鸣健忘,失眠多梦,腰膝酸软,虚烦不宁等。【附记】引自清代孙一奎《赤水玄珠》。屡用良效。孙氏云:"健忘服之,日记千万言。"读书用脑者,可用作健脑剂。外感邪实者慎用。

78. 菖蒲益智丸

【组成】菖蒲、远志、人参、桔梗、牛膝各 10 克,茯苓 15 克,附子(制)6 克,桂心 3 克,炼蜜适量。【制法】蜜丸。上药共研为极细末,和匀,加炼蜜适量,混合均匀,和而为丸,如梧桐子大,贮瓶备用。【用法】每次 3 克,每日 3 次,饭后以米饮送服。【功能】益气养心、安神定志、聪耳明目。【主治】遇事善忘,心神恍惚不定,疲倦乏力,肢体不温,头晕目眩,耳鸣失聪,舌苔淡白,脉沉迟等。【附记】引自唐代孙思邈《千金要方》。屡用效佳。对证属阳气虚衰、痰气阻滞所致上述诸症,用之多效。本方性偏温燥,对阴血亏虚、虚火内旺或邪热内蕴者,均不宜服用。